Michaela Kirstein

Traumreisen

Entspannte Traumstunden

„Phantasie ist viel wichtiger als Wissen, denn Wissen ist begrenzt"

(Albert Einstein 1879-1955)

Inhalt

Liebe Leserin, lieber Leser,

um der Erwartungshaltung unserer Gesellschaft zu entsprechen verlangen wir viel von uns.

Wir wollen (sollen) erfolgreich im Beruf sein. Die perfekte Ehefrau bzw. der perfekte Ehemann sein. Es wird erwartet, dass wir jung, dynamisch, gutaussehend, immer gut gelaunt und gesund sind. Ganz nebenbei noch Kinder erziehen und die Hausarbeit erledigen.

Psychosomatische Beschwerden wie Schlafstörungen, Unruhe und Konzentrationsprobleme bis hin zum Burnout sind häufig die Folgen.

Darunter leiden inzwischen schon viele Kinder. In viel zu großen Klassen haben Lehrer nur wenige Möglichkeiten sich einzelner Kinder anzunehmen. Somit sind unsere Kinder häufig nicht in der Lage dem Unterricht zu folgen, sie sind unruhig und stören.

Im Zeitalter der Ganztagsgrundschulen haben Schüler(innen) kaum noch Rückzugsmöglichkeiten. Sie sind einer ständigen Reizüberflutung ausgesetzt.

Auch Freizeitstress überfordert unsere Kinder manches Mal.

In einer Welt die sich immer schneller zu drehen scheint, bleibt nur wenig Zeit um mal eine Pause zu machen.

Um gesund zu bleiben und unseren Alltag bewältigen zu können ist es jedoch nötig eine Möglichkeit zu finden in der wir neue Kraft und Energie bekommen. Eine sehr schöne Möglichkeit der Entspannung sind Traumreisen.

Ich habe mich bewusst für einen kurzen, praktischen Ratgeber entschieden. Er ist leicht zu verstehen und umzusetzen. Er richtet sich an alle Menschen die dem Alltag entfliehen möchten ebenso an Eltern, Erzieher(innen), Lehrer(innen) und Kursleiter(innen)

Traumreisen nehmen nicht allzu viel Zeit in Anspruch. Es reichen oft schon fünfzehn bis zwanzig Minuten um eine große Wirkung zu erzielen.

Ich habe Traumreisen passend für jedes Alter geschrieben. Entscheiden Sie bitte selber welche Geschichte Ihnen gefällt oder zu Ihnen und Ihrer Situation passt. Ich habe bei keiner Traumreise eine Altersangabe dazu geschrieben, da ich der Meinung bin, das jeder Mensch unterschiedliche Wünsche und Bedürfnisse hat. Auch Kinder sind unterschiedlich schnell in ihrer Entwicklung und nicht allen 6 jährigen gefällt die gleiche Traumreise.

Dankeschön

Ich möchte mich ganz herzlich bei meinem Mann Mark bedanken, der mir immer, nicht nur in technischen Dingen zur Seite stand und sehr geduldig mit mir war.

Ein großes Dankeschön geht auch an meine Söhne Elias und Julian, die sich manches Mal die Traumreisen angehört haben und mich mit ihrer Meinung dazu unterstützt haben.

Außerdem möchte ich mich bei meiner Freundin Daniela Steenmann bedanken, die sich die Zeit genommen hat meine Texte zu lesen und sie an der einen oder anderen Stelle korrigiert hat.

Auch bei meinen Beiden Freundinnen Kristina Eckel und Martina Willger möchte ich mich bedanken. Sie haben mich ermutigt aus den Traumreisen ein Buch zu machen.

Was sind Traumreisen und was bewirken sie?

Traumreisen sind auch als Fantasiereisen bekannt. Mir persönlich gefällt das Wort Traumreisen besser.

Traumreisen laden unser Unterbewusstes ein, eine Weile den Alltag zu verlassen und Abstand von Stress, Sorgen und Problemen zu nehmen. Das Besondere an ihnen ist, dass sie unmittelbar wirken.

Sie fördern die Kreativität ebenso wie die Intelligenz und das Selbstbewusstsein. Traumreisen aktivieren Gefühle von Gelassenheit und Lebensfreude. Sie dienen als Quelle für neue Kraft und stärken Körper, Geist und Seele.

Bei einer Traumreise gelangen wir in einen Alpha Zustand. Dieser ähnelt dem Tiefschlaf. Es ist, als hätten wir einen längeren Mittagsschlaf gemacht oder meditiert. Wenn es uns gelingt in eine Traumreise einzutauchen, uns wohl zu fühlen, dann ist das für unseren Körper Real.

Die bewusst wiederholten Elemente in den Traumreisen wie Wärme, Sonne, Schwere, Kraft, Duft, Ruhe und Energie dienen der Entspannung. Unser Unterbewusstsein reagiert auf diese Elemente sehr stark und alle Sinne werden dadurch angesprochen. Durch wiederholtes üben wirken sie nachhaltig gegen Niedergeschlagenheit. Der Inhalt jeder Traumreise ist positiv.

Auch in der Psychotherapeutischen Arbeit werden Traumreisen genutzt.

Für wen eignen sich Traumreisen?

Traumreisen eignen sich für alle Menschen. Viele Senioren schätzen Traumreisen, weil sie durch ihre Alter und gesundheitlichen Einschränkungen häufig nicht mehr die Möglichkeit haben real zu verreisen. Kinder lieben im Allgemeinen Geschichten und mögen es sich gemütlich einzukuscheln.

Möglichkeiten zum Entspannen

Bei der VHS oder in Familienbildungsstätten werden Kurse angeboten in denen Entspannungsverfahren wie Autogenes Training (nach Prof. Schulz) oder progressive Muskelentspannung (nach Jacobson) angeboten werden. Häufig sind in diesen Kursen Traumreisen integriert.

Wenn Sie zu Hause entspannen möchten

Sie können es sich mit ein oder mehreren Freunden bzw. Freundinnen gemütlich machen, um auf eine Traumreise gehen. Wenn Sie Kinder haben, ist es sehr schön die Traumreisen mit Ihren Kindern zu erleben, aber auch alte Menschen können bei einer Traumreise gut entspannen.

Wenn Sie alleine entspannen möchten, eignen sich CDs mit geführten Traumreisen.

Was benötigen Sie um auf eine Traumreise zu gehen?

Es ist wichtig, dass Sie während einer Traumreise nicht gestört werden. Hier hilft ein Schild das Sie an die Türe hängen „Bitte nicht stören". Auch Telefon und Handy sollten sich außer Reichweite befinden.

Um auf eine Traumreise zu gehen, ist eine gemütliche Umgebung in der Sie sich wohlfühlen wichtig.

Vielleicht haben Sie die Möglichkeit, sich eine gemütliche Ecke z.B. im Schlafzimmer einzurichten. Es ist schon ausreichend, wenn Sie eine Decke haben, auf die Sie sich legen können und ein oder mehrere Kissen.

Gymnastikmatten eignen sich ebenfalls, um es sich bequem und gemütlich zu machen. Wenn Sie sich nicht hinlegen möchten, können Sie die Traumreise selbstverständlich auch auf einem Stuhl sitzend genießen.

Um die Entspannung zu unterstützen, ist es schön wenn das Licht gedämmt ist und eine nicht zu laute Entspannungsmusik im Hintergrund läuft. Hier gibt es viel Auswahl an CD`S die zu den Themen der Traumreisen passen.

Auch ein angenehmer Duft z.B. Lavendel in einer Duftlampe oder als Raumspray wirkt unterstützend

Kinder

Viele Kinder haben Hochbetten, da eignet sich prima der Platz unter dem Bett um es sich gemütlich zu machen.

Kinder mögen gerne Kissen und Decken und ein oder mehrere Kuscheltiere.

Es gibt Kinder, die Schwierigkeiten beim Einschlafen haben. Auch hier ist eine Traumreise hilfreich. Sie kann als Gute Nacht Geschichte im Bett vorgelesen werden und ist eine hervorragende Voraussetzung für einen erholsamen Schlaf.

Anleitung zum Vorlesen einer Traumreise

Jede Traumreise beginnt mit einer Einleitung

Bitte achten Sie beim Vorlesen einer Traumreise darauf, dass Ihre Stimme einen natürlichen Klang hat und Sie langsam, klar und deutlich sprechen. Die 2 Sternchen am Ende der Zeilen bzw. der Absätze bedeuten, dass hier eine Pause gemacht wird um dem Zuhörer ausreichend Zeit zu geben, sich die Bilder in seiner Phantasie auszumalen. Es bedarf einiger Übung, die Pausen lange genug „auszuhalten", da es für den/die Erzähler/in erst einmal ungewohnt ist. Es kann unter Umständen hilfreich sein, auf eine Uhr zu schauen, um so die Pausenzeiten zu kontrollieren. Sie werden sicher überrascht sein, wie lange sich eine Minute anfühlen kann wenn man "nichts„ zu tun hat.

Jede Traumreise endet mit einer Rücknahme.

Die Rücknahme ist unbedingt erforderlich, da durch die tiefe Entspannung der Kreislauf heruntergefahren wird.

Wenn Sie nach einer Traumreise schlafen möchten oder Sie die Traumreise als „Gute-Nacht-Geschichte" vorlesen, dann könnte das Ende so aussehen: Deine Traumreise neigt sich dem Ende zu. Du bist wieder zu Hause in deinem Bett und bist völlig ruhig und entspannt. Kuschel dich in dein Kissen und schlafe erholsam und ruhig ein.

Wenn Sie die Traumreisen als Kursleiter(in) nutzen, gibt es die Möglichkeit einen schönen Abschluss zu gestalten. Die Teilnehmer können ein Mandala ausmalen, oder ein Bild, vielleicht zum Thema der Traumreise, malen. So haben sie Gelegenheit, die Erlebnisse ihrer Traumreise zu Papier zu bringen.

Musik für eine Traumreise

Um eine Traumreise musikalisch zu untermalen, eignen sich fließende Musikstücke. Die Musik sollte ruhige Rhythmen haben. Entweder ein Stück das durchgehend ist oder Stücke mit leisen Übergängen.

CD Tipps

Hauke Nissen:	Lied der Stille
	Poesie am Meer
Gomer Edwin Evans:	You're Angel Friend
Gomer Edwin Evans:	Loslassen
Geoff Rowell:	Delfin Geflüster
Arnd Stein:	African Dreams

Traumreisen und Klangschalen

Was sind Klangschalen und wie wirken sie?

Meist kommen Klangschalen aus Indien, Tibet oder Nepal. Sie werden in aufwändiger Handarbeit hergestellt. Klangschalen bestehen meistens aus vielen unterschiedlichen Metallen. Es gibt sie in unterschiedlichen Größen, in matt oder glänzend. Jede Klangschale ist einzigartig.

Klänge und Töne berühren den Menschen seit jeher. Durch das Anschlagen mit einem Schlegel beginnen sie zu klingen, und die Vibrationen der Schwingungen sind in der Luft, oder auch im Körper zu fühlen. Dadurch ist eine tiefe Entspannung möglich, die Blockaden löst und Stress abbaut. Klangschalen eignen sich besonders gut, um die Entspannung bei einer Traumreise zu vertiefen.

Für mich ist es beim Kauf einer Klangschale wichtig sie zu sehen, zu hören und zu fühlen. Klangschalen gibt es in esoterischen Läden, oder auch in Musikgeschäften.

Beim Vorlesen einer Traumreise können Sie eine Klangschale neben sich stellen. (Es können auch mehrere mit unterschiedlichen Tönen sein) Bei jedem Pausenzeichen** schlagen Sie mit dem Schlegel die Klangschale an. Wenn der Ton verklingt, ist die Pause in der Regel lang genug. Mit der Zeit bekommen Sie ein Gespür, wie lange eine Pause sein sollte.

Nun wünsche ich Ihnen eine entspannte Zeit und viel Spaß auf Ihren „Traumreisen."

Ein wunderschöner Sommertag

Ganz entspannt liegst du auf deiner Matte. Wenn du magst, schließe jetzt deine Augen. Atme tief ein und aus. Mit jedem Atemzug sinkst du tiefer in deine Unterlage. Alle Sorgen und Gedanken lässt du nun hinter dir. Du musst jetzt gar nichts mehr leisten.

Stell dir vor, du bist in den Bergen. Es ist ein schöner frühsommerlicher Morgen. Die Luft ist angenehm frisch. Morgentau liegt über den Wiesen. Du hast Lust deine Schuhe und Strümpfe auszuziehen. Barfuß läufst du über die Wiese. Das Gras ist feucht und kühl, es erfrischt deinen ganzen Körper. **

Es verspricht einer dieser schönen Sommertage zu werden, die du so magst. **

Der Tag lädt zu einer Wanderung ein. Du ziehst Strümpfe und Schuhe wieder an und machst dich auf den Weg. Dein Weg führt vorbei an einer großen Wiese, auf der Kühe grasen. Sie tragen Glocken um ihre Hälse. Du bleibst eine Weile stehen und schaust ihnen zu. Hier ist es herrlich ruhig, nur das Geräusch der Kuhglocken ist zu hören. **

Nach einer Weile gehst du weiter. Die Sonne strahlt von einem nahezu wolkenlosen Himmel. Du spürst ihre warmen Strahlen angenehm auf deiner Haut. **

Der Weg wird schmaler und es geht immer weiter bergauf. Am Wegesrand entdeckst du Margeriten und leuchtend rote Mohnblumen. Du bleibst einen Augenblick stehen und erfreust dich an ihrem Anblick. **

Einige große Steine laden dich ein, eine kleine Pause zu machen um ein wenig zu verschnaufen. Auch hier ist es ganz still, nur ein Plätschern ist zu hören. Du schaust dich um und siehst eine kleine Bergquelle. Du hast Lust, dich an ihr zu erfrischen. Das Wasser ist kühl und angenehm. Nach einiger Zeit setzt du deinen Weg fort. Es scheint, als würde er noch etwas schmaler und es geht weiter bergauf. **

Nur noch wenige Meter und du hast es geschafft. Du stehst ganz oben am Gipfelkreuz. Du genießt die wunderbare Ruhe hier oben. Der Ausblick ist großartig, die Luft klar und würzig. **

Dein Blick fällt auf eine kleine Kapelle. Du läufst hinüber, trittst ein und bewunderst die prächtigen bunten Kirchenfenster. Durch das Licht der Sonnenstrahlen leuchten sie wunderschön. **

Vielleicht möchtest du eine Kerze anzuzünden und ein Gebet sprechen. Hier fühlst du Liebe, Ruhe und Frieden. **

Nach einiger Zeit verlässt du die kleine Kapelle und machst dich langsam auf den Rückweg. Du schaust noch einmal zurück und du weißt, dass du jederzeit an diesen ruhigen, friedlichen Ort zurückkehren kannst. **

Du fühlst dich frei, leicht und entspannt und mit diesem Gefühl kehrst du langsam zurück ins Hier und Jetzt. Fühle bewusst deinen Körper, wie er auf der Matte liegt. Spüre deinen Atem. Atme einige Male tief ein und aus recke und stecke dich ein wenig und öffne langsam deine Augen.

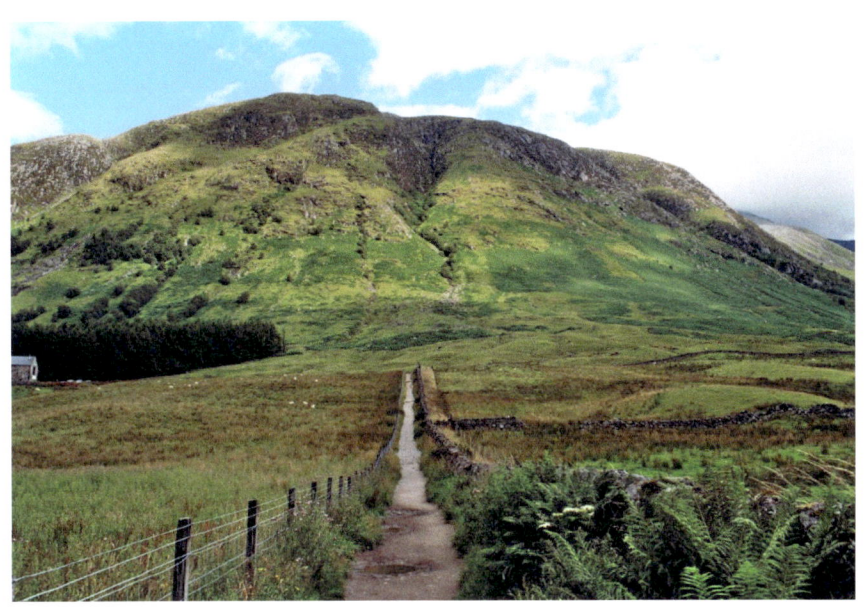

Der Koffer

Wenn du es dir auf deiner Unterlage gemütlich gemacht hast und du bequem liegst, schließe jetzt deine Augen.

Atme tief ein und aus. Mit jedem Atemzug sinkst du tiefer in deine Unterlage und spürst, wie du ruhiger wirst. Deine Arme liegen neben deinem Körper und du fühlst sie schwer auf der Unterlage ruhen. Spüre wie wohlige Wärme deinen Körper durchströmt. **

Stell dir nun vor, wie du in dein Schlafzimmer gehst. Du nimmst einen Koffer vom Kleiderschrank und legst ihn auf dein Bett. Du öffnest den Koffer und legst nun all deine Sorgen, Ängste und alles was dein Leben belastet in den Koffer und machst ihn dann zu. **

Mit dem Koffer in der Hand verlässt du deine Wohnung (dein Haus). **

Du läufst die Straße hinunter. Nach einer Weile biegst du auf einen schmalen Waldweg ab. Die Sonne scheint hell durch die Bäume, du spürst ihre Strahlen angenehm warm auf deinem Gesicht. ** Wenn du magst kannst du jetzt deine Schuhe und Strümpfe ausziehen. ** Du fühlst den weichen, kühlen Waldboden unter deinen Füßen. **

Du riechst die herrlich frische Waldluft und atmest tief ein. **

Am Ende des Waldweges taucht vor dir ein Weg mit Kieselsteinen auf. **

Schwer trägst du deinen Koffer den Weg entlang. Du machst eine kleine Pause um zu verschnaufen. Die Kiesel sehen hübsch aus, wie sie in der Sonne schimmern. ** Du setzt deinen Weg fort. Du fühlst, wie die Kiesel sanft deine Füße massieren. **

In einiger Entfernung siehst du eine Holzbrücke. Du betrittst sie und spürst das angenehm warme Holz unter deinen Füßen. ** Der Koffer ist schwer, du schleifst ihn angestrengt hinter dir her. **

Nach einer Weile taucht vor dir ein Fluss auf. Du krempelst deine Hosenbeine hoch und stellst dich mit deinem Koffer in den Fluss. Jetzt lässt du den Koffer los. Du siehst wie die Strömung ihn mitnimmt. Du schaust ihm nach, wie er langsam immer kleiner wird und nur noch als winziger Punkt zu erkennen ist. Dann ist er vollständig verschwunden. **

Langsam steigst du aus dem Fluss. Du fühlst dich leicht, ruhig und entspannt. Genieße eine Weile diese Gefühle, bevor du dich auf den Rückweg begibst. **

Du schlenderst über die Holzbrücke, läufst über den Weg mit den Kieselsteinen und über den weichen Waldboden. Hier ziehst du, wenn du möchtest, deine Strümpfe und Schuhe wieder an und gehst die Straße hinunter. **

Vor deinem Haus setzt du dich noch ein paar Minuten auf eine Bank, genießt die warmen Sonnenstrahlen und das Gefühl von Freiheit und Leichtigkeit. **

Und mit diesem Gefühl machst du dich langsam auf den Weg ins Hier und Jetzt. Fühle nun wieder ganz bewusst deinen Körper, den Boden auf dem du liegst, deinen Atem. Atme einige Male tief ein und aus. Recke und strecke dich und öffne langsam deine Augen.

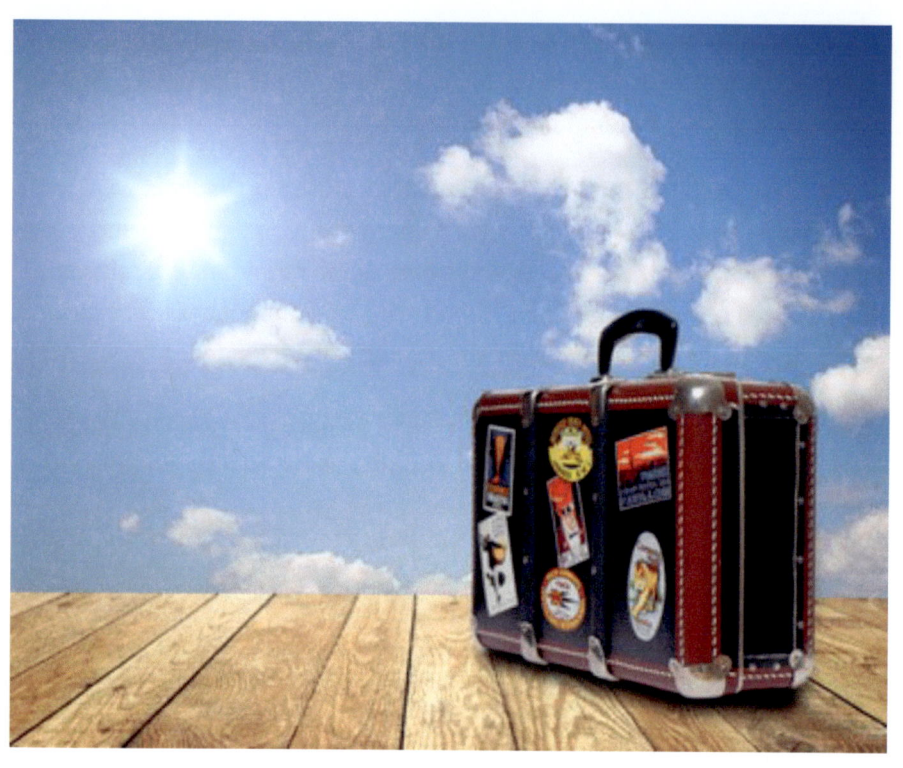

Barfußpark

Lege dich ganz entspannt hin. Atme tief ein und aus, lass alle Spannung heraus. Wenn du magst, schließe jetzt deine Augen. Spüre, wie du mit jedem Atemzug tiefer in deine Unterlage sinkst. Deine Arme liegen neben deinem Körper und du spürst, wie deine Arme schwer auf der Unterlage ruhen. Wohlige Wärme durchströmt deinen Körper. Mit jedem Atemzug fühlst du wie du ruhiger und gelassener wirst.

Stell dir vor es ist ein warmer Sommertag, und du liegst so ganz entspannt auf einer großen Blumenwiese. Die Sonne scheint dir warm ins Gesicht. ** Eine leichte Brise weht durch deine Haare. **

In der Ferne hörst du das helle Lachen eines Kindes. Du setzt dich auf und siehst wie ein kleines Mädchen mit viel Freude einen Blumenstrauß pflückt. Die Blumen leuchten in den schönsten Farben. **

Eine Weile schaust du dem Kind noch zu, als dein Blick auf ein großes Holzschild fällt. Das Schild steht in einiger Entfernung. Du stehst auf und schlenderst gemütlich hinüber. ** In großen Buchstaben liest du "Barfußpark." Interessiert folgst du dem Richtungspfeil auf dem Schild. Auf einem weiteren Schild steht, dass du deine Schuhe und Strümpfe ausziehen kannst. Du überlegst einen Augenblick, und beschließt deine Schuhe und Strümpfe auszuziehen. **

Und schon geht es los. An der ersten Station erwartet dich ein kleiner Weg aus weichem, grünem Moos. Das Moos fühlt sich ganz samtig an. Du gehst sehr langsam und genießt jeden Schritt. **

An der zweiten Station läufst du durch eine große Wanne, die mit Wasser gefüllt ist. Du spürst bei jedem Schritt, wie gut dir diese Erfrischung tut. **

Du kommst zur dritten Station. Hier läufst du über einen Weg aus Kieselsteinen. Du läufst ganz langsam und konzentriert. Du spürst wie die Steine deine Füße massieren, sie fangen ein wenig an zu kribbeln. **

Du erreichst Station vier. Vor dir liegt ein Weg aus feuchter Erde. Mit jedem Schritt sacken deine Füße ein wenig ein. Es ist ein angenehmes Gefühl, da die feuchte Erde schön kühl ist. Der Geruch der Erde gefällt dir und du atmest tief ein. Du spürst wie du ruhiger wirst. **

Du gelangst zur fünften Station. Jetzt gehst du durch eine Sandkiste. Da deine Füße von der Erde noch etwas feucht sind, bleibt der Sand an ihnen haften. Es fühlt sich an wie ein feines Peeling. Du genießt die friedliche Atmosphäre die dich umgibt. **

Langsam gehst du zur sechsten Station. Hier läufst du über eine Holzbrücke. Die Brücke ist angenehm warm und du bleibst eine Weile stehen und genießt die Sonnenstrahlen die dein Gesicht streicheln. Deine Füße sind inzwischen getrocknet, und die Reste der Erde bröckeln von deinen Füßen. **

Du gehst weiter zu Station sieben. Es erwartet dich eine große Wanne, die mit Reis gefüllt ist. Du steigst hinein, und deine Füße sind bis zu den Knöcheln im Reis versunken. Es ist ein wenig mühselig vorwärts zu kommen. Die kleinen Reiskörner regen die Durchblutung in deinen Füßen an. Es kitzelt ein bisschen. **

Langsam machst du dich auf den Weg zur achten und letzten Station. Hier darfst du dich auf eine Bank setzten, vor der eine große Schüssel mit lauwarmem Wasser steht. Ein angenehmer Duft von Lavendel steigt dir in die Nase. ** Sanft lässt du deine Füße ins Lavendelwasser gleiten. So bleibst du eine Weile ganz ruhig und entspannt sitzen. Du genießt die wunderbare tiefe Ruhe in dir. **

Nach einiger Zeit nimmst du deine Füße aus dem Wasser. Es ist ein schönes Gefühl, sie an der sommerlichen Luft trocknen zu lassen. Und mit diesem wohligen Gefühl kommst du langsam wieder ganz im Hier und Jetzt an.

Spüre nun wieder ganz bewusst deinen Atem. Nimm deinen Körper wahr, wie er auf der Unterlage liegt.

Atme einige Male tief ein und aus, recke und strecke dich ein wenig und öffne langsam deine Augen.

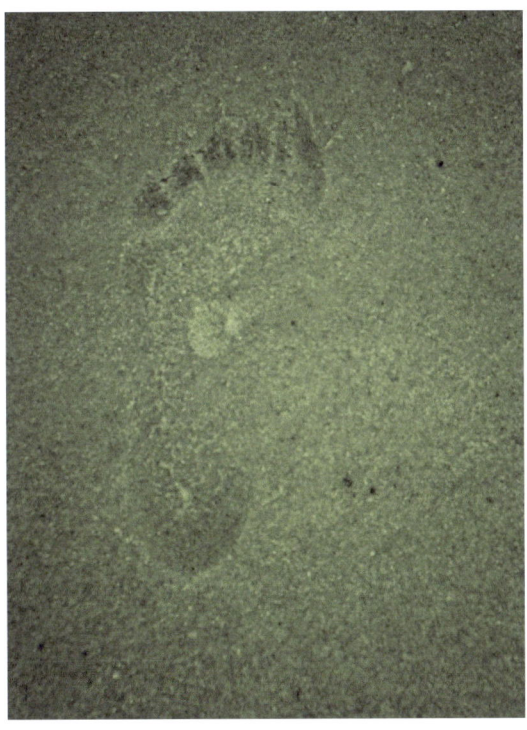

Dünenspaziergang

Du liegst ganz entspannt auf deiner Matte. Du atmest tief ein und aus. Mit jedem Atemzug spürst du, wie du ruhiger wirst. Schließe nun deine Augen und beobachte noch eine Weile deinen Atem, der deinen Brustkorb hebt und senkt. Mit jedem Atemzug gibst du Gewicht an den Boden ab.

Stell dir vor es ist ein schöner Sommertag, und du läufst durch eine wunderschöne Dünenlandschaft. **

Aus einiger Entfernung kannst du das Rauschen des Meeres hören. Möwen kreisen am Himmel. Hin und wieder ist ein Schrei von ihnen zu hören. Ansonsten ist es still. **

Im Schutz der Dünen fühlst du dich geborgen. Es ist friedlich und die Ruhe tut dir unendlich gut. **

Du schaust dich um und entdeckst eine Bank die dich zu einer kleinen Pause einlädt. Du setzt dich, schaust in einen nahezu wolkenlosen Himmel, und ein Gefühl von Weite und Freiheit steigt in dir auf. **

Du atmest tief ein und aus. Die Luft riecht nach Salz und du nimmst den salzigen Geschmack auf deinen Lippen wahr. **

Weit und breit ist keine Menschenseele zu sehen. Überall wachsen kleine gelbe Blumen, die in der Sonne leuchten. Die Sonne ist ganz warm, und du genießt die warmen Strahlen auf deiner Haut. So bleibst du noch einige Zeit sitzen. **

Du verlässt die Bank und schlenderst weiter durch die Dünen. Es ist fast windstill, nur eine leichte Brise weht angenehm durch deine Haare. In der Ferne siehst du einen Leuchtturm. **

Dein Weg führt dich hinunter an den Strand. Das Meer glitzert im Licht der Sonne. **

Du siehst Muscheln in unterschiedlicher Größe und Farbe. ** Du setzt dich in den weichen warmen Sand und fühlst dich wohl. **

Da hörst du das helle Lachen eines Kindes. Einige Meter von dir entfernt siehst du zwei Kinder, die mit viel Freude eine Sandburg bauen. Du schaust ihnen eine Weile zu, ehe du weitergehst. **

Jetzt ziehst du deine Sandalen aus und läufst ganz nah am Wasser entlang. Du siehst deine Fußabdrücke im feuchten Sand. Immer wieder werden deine Füße von den Wellen umspielt. Das Wasser ist warm und trotzdem erfrischend. **

Du fühlst sich jetzt ganz ruhig und entspannt, und mit diesem Gefühl machst du dich langsam auf den Rückweg. Du nimmst deine Sandalen in die Hand und schlenderst den Strand entlang. Noch einmal schaust du dich um, und du weißt dass du jederzeit an diesen schönen Ort zurückkehren kannst. **

Atme nun tief ein und aus, bewegen deine Hände und Füße. Recke und strecke dich und öffne langsam deine Augen. **

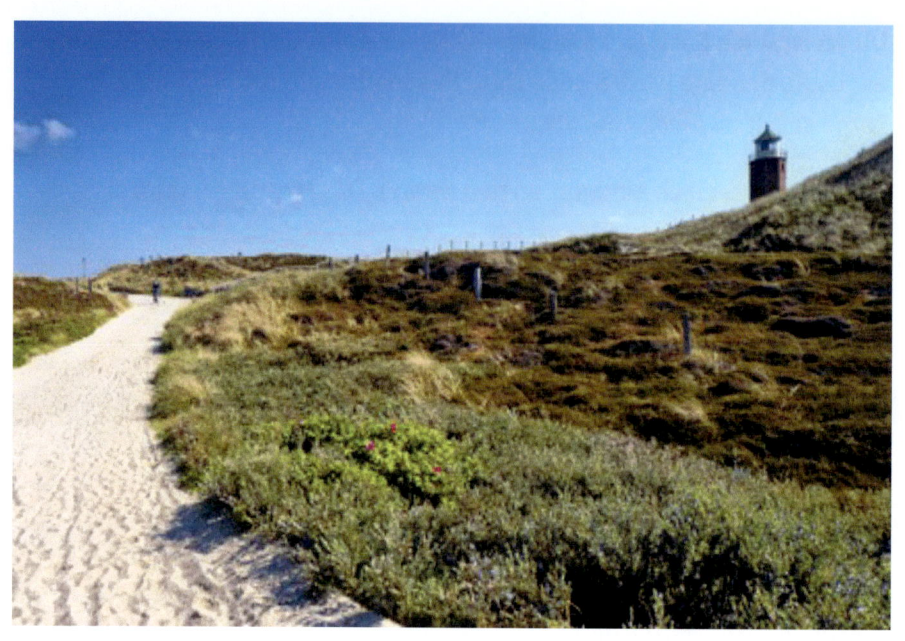

Bella Italia

Atme tief ein und aus, lass alle Spannung heraus und lege dich ganz entspannt hin. Mach es dir gemütlich und beginne dich wohl zu fühlen. Schließe nun deine Augen. Deine Arme liegen neben deinem Körper, und du spürst wie deine Arme und Beine schwer auf der Unterlage ruhen.

Stell dir vor es ist Sommer, du hast Urlaub. Deine Reise führt dich nach Italien in die wunderschöne Landschaft der Toskana. ** Dein Ferienhaus liegt eingebettet in den Bergen, in einem kleinen malerischen Dorf. Weit weg vom Rummel der Touristen und Straßenlärm.**

Du trittst hinaus in den großen Garten und setzt dich auf einen gemütlichen Gartenstuhl. Eine Weile genießt du die Ruhe und du spürst wie du dich langsam entspannst. ** Du siehst dich um und entdeckst einen kleinen Pfirsichbaum, zu dem du hinüber läufst. Der Duft der Früchte steigt dir angenehm in die Nase, und du atmest tief ein. **

Langsam schlenderst du weiter. Du siehst rosafarbene Hortensien und rot blühende wunderschöne Rosen, deren Duft dir besonders gut gefällt. Wieder atmest du tief ein. **

Das Wetter ist so wie man es zu dieser Jahreszeit von Italien gewöhnt ist. Ein azurblauer Himmel, warme 30 Grad und du kannst die warmen Sonnenstrahlen auf deiner Haut fühlen. ** Ein leichter Wind weht durch deine Haare. **

Von hier oben hast du einen herrlichen Blick auf die Weinberge. **Du siehst die kleinen, grünen Weintrauben, die noch Zeit haben, um in Ruhe zu reifen damit sie im Herbst geerntet werden können. **

In einiger Entfernung siehst du das Meer in der Sonne glitzern. Es ist ruhig und seine Oberfläche ist ganz glatt. **

Die Berge geben dir ein Gefühl von Kraft und tiefer Geborgenheit. **

Und das Meer löst ein Gefühl von Ruhe und Freiheit in dir aus. **

Du hast Lust dich ein wenig im Dorf umzusehen. Du läufst durch enge verwinkelte Gassen. ** Eine Eidechse genießt die Wärme auf einer kleinen Mauer. Du bleibst stehen und bestaunst ihre sehr schöne grüne Farbe. ** Nach einiger Zeit gehst du weiter, und die Echse verschwindet in einer Mauerspalte.

Dein Weg führt dich an einem kleinen italienischen Ristorante vorbei, die Luft riecht nach Oregano und frischer Pizza und du freust dich auf das leckere italienische Essen , das du in den nächsten drei Wochen genießen darfst.**

Die Farben der Häuser leuchten in der Sonne. **Die Wäsche der Einheimischen hängt auf einer Wäscheleine vor den Fenstern zum Trocknen. Dir gefällt das Bild, es ist so typisch italienisch. **Du fühlst dich jetzt schon entspannt und erholt und freust dich auf deine drei Wochen Urlaub hier in der Toskana. **

Nimm dieses Gefühl mit ins Hier und, Jetzt und bleibe noch eine Weile in diesem Gefühl. **

Fühle nun wieder ganz bewusst deinen Körper. Den Boden auf dem du liegst, deinen Atem. Atme einige Male tief ein und aus, strecke und recke dich und öffne langsam deine Augen

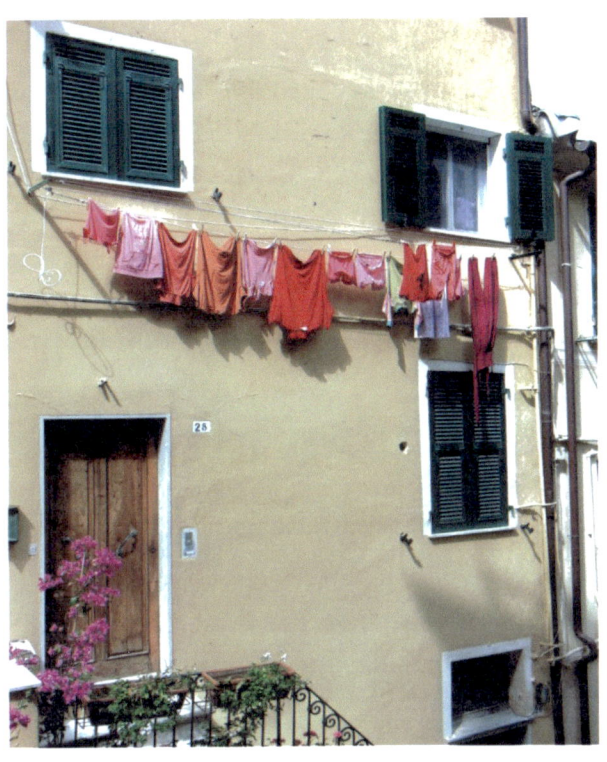

Heißluftballon

Mach es dir auf deiner Unterlage bequem. Deine Arme liegen neben deinem Körper. Deine Beine liegen ausgestreckt, und deine Füße fallen locker auseinander. Wenn du magst, schließe deine Augen und beginne dich wohlzufühlen. Nimm deinen Atem wahr und erlaube deinem Körper sich zu entspannen. Mit jedem Atemzug sinkst du tiefer in deine Unterlage. Deine Arme und Beine werden schwer. Du spürst, wie wohlige Wärme durch deinen Körper zieht. **

Stelle dir nun vor, wie du über eine große grüne Wiese schlenderst. **

In einiger Entfernung kannst du einen riesigen, mit bunten Blumen bedruckten Heißluftballon erkennen. Neugierig gehst du näher heran. Jetzt erkennst du, dass der Ballon mit dicken Seilen auf der Erde befestigt ist. Neben dem Ballon steht eine junge Frau, die dich freundlich anlächelt und dich einlädt, in die Gondel des Ballons zu steigen. Ein wenig aufgeregt steigst du vorsichtig ein. **

Die junge Frau löst die Seile und langsam hebt der Ballon von der Erde ab. Er schwebt den Wolken entgegen. Du schaust nach unten und siehst wie alles kleiner und kleiner wird. Menschen, Autos, Häuser und Bäume, alles sieht aus wie in einer Spielzeugstadt. **

Die Sonne scheint warm vom blauen Himmel. Ihre Strahlen streicheln sanft dein Gesicht. **

Immer höher steigt der Ballon. Angenehm spürst du die klare frische Luft hier oben. Dein Kopf wird immer freier, und deine Gedanken ziehen immer mehr an dir vorbei. Du genießt die Stille um dich herum, auch die junge Frau schweigt und es ist ein sehr angenehmes Schweigen. **

Du bist den Wolken so nah, dass du ein Gefühl von Freiheit spürst. **

Wie schön es ist, keine Verpflichtungen zu haben. Kein Telefon, Handy oder PC. Du fühlst dich leicht und frei. **

Es ziehen Vögel an dir vorbei. Ihr Gefieder leuchtet in der Sonne. Die Spannweite ihrer Flügel beeindruckt dich. **

Die Weite ist großartig, du kannst einfach deine Seele baumeln lassen, dich entspannen. So schwebt der Ballon eine Weile in den Wolken. Es geht dir richtig gut. Genieße dieses Gefühl einige Zeit. **

Langsam wird es Zeit zurückzukehren. Ganz langsam sinkt der Ballon der Erde entgegen. Sanft schaukelt er hin und her, bis die Gondel mit einem kleinen Ruck auf der Erde aufsetzt. **

Du bedankst dich bei der jungen Frau für den wunderschönen Ausflug. **

Deine Traumreise ist jetzt zu Ende.

Kehre langsam mit deiner Aufmerksamkeit wieder zurück in diesen Raum. Komme wieder ganz bei dir an. Spüre bewusst deinen Körper und die Unterlage, auf der du liegst. Atme tief ein und aus. Recke und strecke dich ein wenig, und wenn du dazu bereit bist öffne langsam deine Augen.

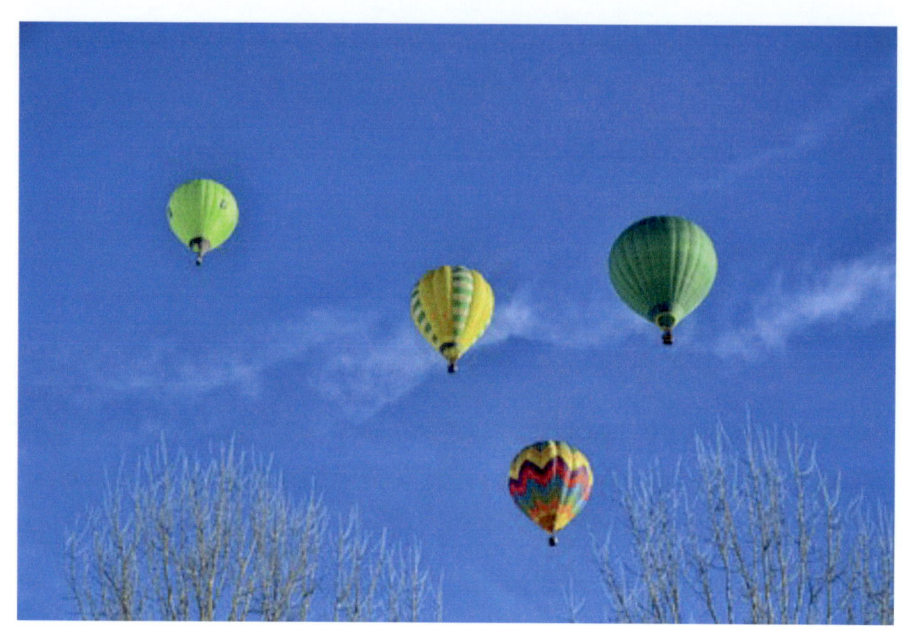

Ruderboot

Mach es dir auf deiner Unterlage bequem. Wenn du angenehm liegst, schließe deine Augen. Atme tief ein und aus. Du spürst wie du mit jedem Atemzug tiefer in deine Unterlage sinkst und dich entspannst.

Stell dir vor, du hast heute einen freien Tag. Du musst nichts erledigen und in deinem Terminplaner steht zur Abwechslung gar nichts. Du hast den ganzen Tag zur freien Verfügung. Noch einmal atmest du tief ein und aus und merkst wie gut dir das tut. **

Du beschließt einen Ausflug zu machen. Schon immer wolltest du zu der kleinen Bucht am anderen Ende des Sees Heute hast du alle Zeit der Welt. **

Du holst dein Fahrrad aus der Garage. Gemütlich fährst du die Straße hinunter. Schon bald tauchen die ersten Felder auf. Vor dir siehst du eine einzige gelbe Pracht. Die Rapsfelder stehen in voller Blüte. Du genießt die Stille, weg von Autolärm und Hektik. **

Selbst das Wetter ist auf deiner Seite. Es ist ein wunderschöner Frühlingstag. Die Sonne scheint warm vom Himmel und eine leichte angenehme Brise weht durch deine Haare. Der Himmel ist nahezu wolkenfrei. Nur hier und da ist eine kleine Schleierwolke zu sehen. **

Eine Weile radelst du durch die Felder, bis du zu einem Weg kommst der in den Wald führt. Hier biegst du links ein und fährst entspannt weiter. Jetzt musst du ein wenig fester in die Pedale treten, denn es geht bergauf. Auch lässt es sich auf dem feuchten Waldboden nicht so leicht fahren. **

Tief atmest du die frische Waldluft ein. Sie riecht nach feuchter Erde. **

Nach einer Weile fährst du auf den See zu. Du hast dein erstes Ziel erreicht. Du legst dein Fahrrad ins Gras, gehst zum Ufer und schaust dich um. Da entdeckst du das alte Ruderboot. Es liegt immer noch an der vertrauten Stelle. **

Langsam schiebst du das Boot ins Wasser. Du steigst ein und beginnst zu rudern. Nach einiger Zeit stellst du fest, dass es doch ziemlich anstrengend ist. Du spürst wie deine Arme schwer werden. In der Mitte des Sees machst du eine Pause. Das Boot treibt auf dem Wasser, während du dich entspannt zurück lehnst und die Sonne genießt. Du spürst ihre Strahlen warm auf deiner Haut. Auch hier ist es angenehm still. Nur ein leichter Wellenschlag ist zu hören. **

Nachdem du dich etwas ausgeruht hast ruderst du weiter. In einiger Entfernung kannst du die kleine Bucht erkennen. Nach einer Weile erreichst du glücklich die Bucht, ziehst das Boot an Land und setzt dich ans Ufer. **

Du ziehst Schuhe und Strümpfe aus und lässt deine Füße ins Wasser gleiten. ** Das Wasser ist ganz klar und angenehm frisch. Mit jeder kleinen Welle spürst du wie der Sand unter deinen Füßen weggeschwemmt wird.

Am Ufer wachsen bunt blühende Wasserpflanzen. Du genießt den Anblick zweier Libellen. Ihre grün blaue Farbe leuchtet in der Sonne. ** Hier ist alles so friedlich. Nichts und Niemand erwartet etwas von dir. Du spürst wie du die Kraft und Energie von diesem Ort in dir aufnimmst. Bleibe noch eine Weile in diesem Gefühl aus Ruhe und Kraft. **

Und mit diesem Gefühl kommst du langsam wieder ins Hier und Jetzt.

Fühle nun wieder ganz bewusst deinen Körper, die Decke auf der du liegst, deinen Atem, Atme einige Male tief ein und aus, strecke und recke dich ein wenig und öffne dann langsam deine Augen.

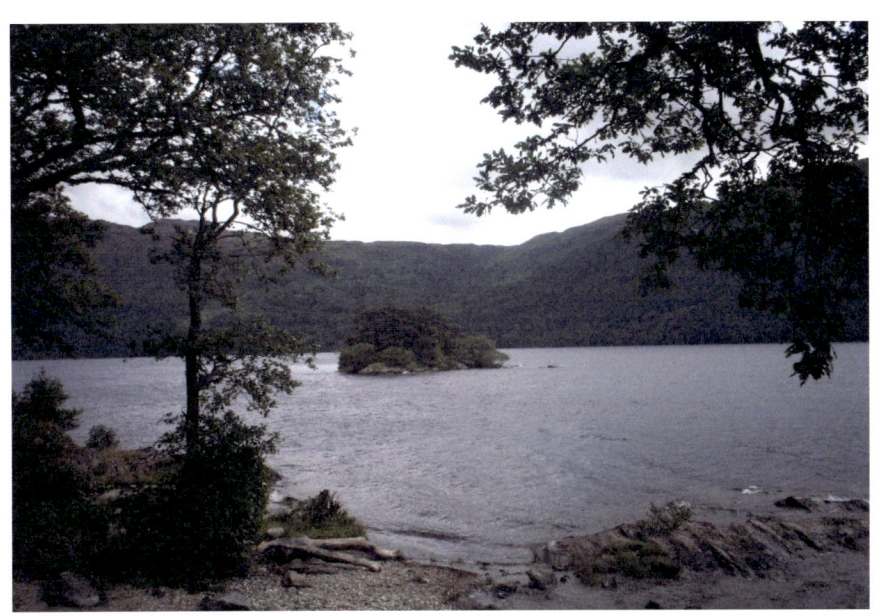

Ein Spaziergang im Mondschein

Leg dich entspannt hin. Wenn du es dir bequem gemacht hast, atme tief ein und aus. Lass alle Spannung aus deinem Körper heraus. Mit jedem Atemzug spürst du, wie du tiefer in deine Unterlage sinkst. Deine Arme liegen schwer neben deinem Körper. **

Stelle dir nun vor, es ist ein später Sommerabend. Die Luft ist lau. Du sitzt auf einem gemütlichen Balkon und schaust in den klaren Himmel. Die ersten Sterne sind bereits zu sehen. Hell funkeln sie vom Himmel. Eine Weile sitzt du so da und bewunderst die Sterne. Sie geben dir ein Gefühl von Ruhe und Geborgenheit. **

Nach einiger Zeit stehst du auf und trittst an den Rand des Balkons. Wieder schaust du in den Himmel, da entdeckst du den großen hell leuchtenden Mond. So groß und rund wirkt er sehr beeindruckend. **

Um dich herum sind Wiesen soweit das Auge reicht. Das nächste Haus liegt in einiger Entfernung. Du genießt die Stille. **

Da du noch gar nicht müde bist entschließt du dich zu einem Spaziergang im Mondschein. Langsam schlenderst du über die Wiesen. Sie erscheinen dir in der Dunkelheit viel größer. So läufst du eine Weile und der Mond leuchtet dir den Weg. Ganz friedlich ist es auf deinem Weg. **

Nach einiger Zeit gelangst du an einen kleinen Bergsee. Du setzt dich ans Ufer, ziehst deine Sandalen aus und hältst deine Füße ins Wasser. Im Sommer ist das Wasser auch abends nicht zu kalt. ** Du hast Lust, ein wenig im See zu schwimmen. Du ziehst dich aus, legst deine Kleider ans Ufer. Sanft gleitest du ins Wasser. Es ist angenehm frisch. ** Es tut dir gut, die Kraft deines Körpers zu spüren, wie er sich durch das Wasser vorwärts bewegt. So schwimmst du eine Zeit lang im hellen Schein des Mondes. **

Jetzt legst du dich mit dem Rücken aufs Wasser und genießt das Gefühl, vom Wasser getragen zu werden. Du fühlst dich leicht und frei. **

Langsam steigst du aus dem Wasser und streichst dir die Wasserperlen von der Haut. Dann schlüpfst du in deine lange Strickjacke. Du setzt dich noch einen Moment ans Ufer. Der Mond spiegelt sich wunderschön im Wasser und du nimmst seine starke Energie ganz in dir auf. **

Deine Haut ist inzwischen getrocknet, sie fühlt sich ganz frisch und glatt an. Du ziehst die Strickjacke aus, ziehst deine Kleider wieder an und machst dich auf den Heimweg. Ruhig und entspannt läufst du zurück über die Wiesen, bis hin zu deinem Balkon. Hier bleibst du noch einen Augenblick sitzen und spürst noch einmal die unendliche Ruhe in dir. **

Deine Traumreise ist nun zu Ende. Atme tief ein und aus, strecke und recke dich und komme wieder ganz im Hier und Jetzt an. Öffne langsam deine Augen.

Seifenblasen

Lege dich ganz bequem auf deine Matte. Atme tief ein und aus, lass alle Spannung heraus und schließe jetzt deine Augen. Deine Arme liegen neben deinem Körper und du spürst, wie sie schwer auf der Matte ruhen.

Stell dir nun vor, es ist der erste Tag deiner Sommerferien. Keine Schule. Keine Hausaufgaben. Die Musikschule macht auch Ferien, selbst der Trainer vom Sportverein ist im Urlaub. **

Es ist ein wirklich schönes Gefühl, Zeit für andere schöne Dinge zu haben. Du gehst hinaus in den Garten und setzt dich auf die Hollywoodschaukel. ** Der Duft von frisch gemähtem Gras liegt in der Luft. Nachdem du eine Weile geschaukelt hast, überlegst du was du als nächstes tun möchtest. Du beschließt, in den Geräteschuppen zu gehen, denn manchmal findet man dort spannende Sachen. Du schaust dich um, aber heute kannst du nichts Interessantes entdecken. Beim Verlassen des Schuppens fällt dein Blick auf die alten Seifenblasen. Ob sie wohl noch funktionieren? Du nimmst die Seifenblasen mit in den Garten, öffnest den Deckel, ziehst den kleinen Plastikstab heraus und pustest durch die runde Öffnung. Tatsächlich sie funktionieren noch. Du schaust den Seifenblasen nach, die in bunten Farben der Sonne am Himmel entgegen schweben. **

Eine der Seifenblasen scheint anders zu sein. Sie zerplatzt nicht wie alle anderen .Sie wird immer größer und größer. Neugierig beobachtest du sie eine Weile. ** Nach einiger Zeit bemerkst du dass die Seifenblase so groß geworden ist, dass sie dich ganz umhüllt. Du schwebst in der Seifenblase und fühlst dich wunderbar leicht, sicher und geborgen. Langsam hebt sich die Seifenblase mit dir vom Boden ab und schwebt immer höher. ** Von hier oben hast du einen tollen Ausblick, und je höher ihr schwebt, desto kleiner sieht alles aus. Die Autos sehen wie Spielzeugautos aus. Die Tiere, die auf den Wiesen stehen, erinnern dich an die kleinen Plastiktiere in deinem Kinderzimmer. **

Du genießt die wohltuende Ruhe hier oben. Die Sonnenstrahlen fühlen sich auf deiner Haut herrlich warm an. Vögel fliegen an euch vorbei. Sie haben bunte Federn, die in der Sonne glitzern. **

Du beobachtest die Wolken, wie sie langsam an euch vorüber ziehen. Einige sehen aus wie weiche Wattebäuschchen. Andere erinnern an Schäfchen. Es ist ein schönes Gefühl den Wolken so nahe zu sein. Du fühlst dich ruhig und entspannt und so schwebt ihr noch eine Weile im Sommerhimmel. **

Langsam macht ihr euch auf den Rückweg. Noch einmal schwebt ihr an den wunderschönen bunten Vögeln vorbei. Vorbei an Wiesen, auf denen die Tiere stehen. Jetzt kannst du schon euren Garten sehen, in dem eure Reise begann. Ruhig schwebt ihr der Erde entgegen, bis ihr ganz sanft auf dem Boden im Garten landet. Vorsichtig verlässt du die Seifenblase. Du bedankst dich bei ihr für die schöne Reise. Langsam schwebt die Seifenblase wieder in den Himmel zurück. Du siehst ihr noch eine Weile nach, wie sie kleiner und kleiner wird bis sie nicht mehr zu sehen ist. **

Deine Traumreise ist jetzt zu Ende. Kehre mit deiner Aufmerksamkeit wieder zurück in diesen Raum, komme wieder ganz bei dir an.

Atme einige Male tief ein und aus, strecke und recke dich ein wenig und öffne langsam deine Augen.

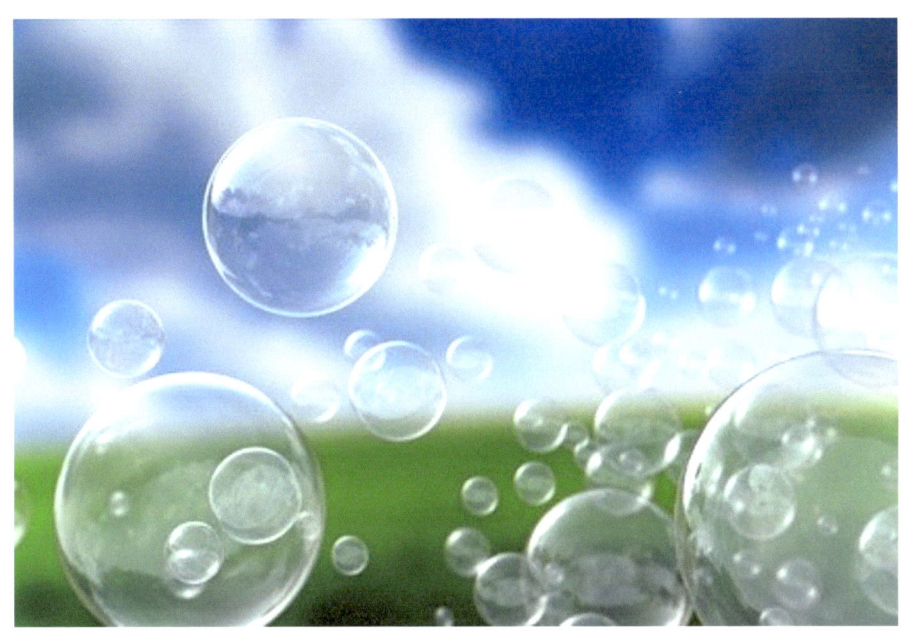

Kraft des Vulkans

Lege dich bequem auf deine Unterlage. Wenn du magst kannst du jetzt deine Augen schließen. Atme tief ein und aus. Spüre, wie du mit jedem Atemzug tiefer entspannst und dein Körper immer schwerer wird.

Stell dir vor, du verbringst deinen Urlaub auf den Kanarischen Inseln. Du erwachst von den ersten Sonnenstrahlen, die warm durch dein Fenster scheinen. Du bleibst noch einige Minuten in deinem Bett und genießt die Wärme der Sonnenstrahlen. **Langsam setzt du dich auf und schaust aus dem Fenster. Das Licht am Morgen ist so wunderschön. Der Ausblick ist großartig. Du schaust aufs Meer. Es ist ganz ruhig, und die Sonnenstrahlen glitzern auf der Wasseroberfläche. In der Ferne siehst du die rotschwarzen Vulkane, ihre Kraft und ihre Energie ist selbst aus der Entfernung zu spüren. Es verspricht ein wunderbarer Tag zu werden. **

Nachdem du aufgestanden bist und gefrühstückt hast, machst du dich auf den Weg.

Für den heutigen Tag hast du dir vorgenommen die Vulkanlandschaft zu erkunden. **

Du hast dir feste Schuhe angezogen, dir einen kleinen Rucksack mit Getränken und etwas Proviant gepackt.

Du beschließt den Weg am Strand entlang zu gehen. Hier ist es viel angenehmer und ruhiger als wenn du den Weg an der Straße läufst.

Der seichte Wind weht dir um die Nase. Auch hier siehst du wieder das prächtige Farbenspiel des Lichts. Du setzt dich eine Weile ans Wasser und genießt einfach. **

Nur das beruhigende Rauschen der Wellen ist zu hören. **

Nach einer Weile stehst du auf und gehst weiter Richtung Vulkanlandschaft.

Dein Weg führt dich jetzt zu einer Straße. Auch hier ist es heute still, weit und breit gibt es kein Auto.

Einige Zeit läufst du gemütlich am Straßenrand entlang, bis du an eine Stelle kommst, an der du die Straße gut überqueren kannst und nach wenigen Schritten stehst du mitten in der Vulkanlandschaft. **

Du bleibst stehen, schaust dich um und bist überwältigt von der Größe der Vulkane. Du gehst weiter. Es ist etwas mühsam zu laufen, da überall Lavagestein liegt. Die Steine sehen interessant aus. Manche sind schwarz, andere rot. Sie wirken porös, da sie viele Löcher haben. Als du einen Stein aufhebst bist du überrascht wie leicht er ist. **

Doch du spürst sofort die Kraft und Energie die von diesem Stein ausgeht und steckst ihn in deine Hosentasche. **

Du gehst noch einige Zeit durch die Landschaft, als du einen großen Stein entdeckst. Hier lässt du dich nieder, schließt deine Augen. Du nimmst die Kraft und die Energie der Vulkane in dir auf. **

Langsam ist es Zeit, sich auf den Rückweg zu machen. Du läufst zurück zur Straße, überquerst sie nach einiger Zeit und gehst weiter Richtung Strand. Hier setzt du dich noch etwas ans Wasser, isst und trinkst etwas, während du noch einmal dem Rauschen der Wellen lauschst. **

Kehre nun mit deiner Aufmerksamkeit zurück in diesen Raum.

Komme langsam wieder ganz bei dir an. Spüre deinen Atem, spüre deinen Körper, wie er auf der Unterlage liegt. Atme einige Male tief ein und aus, recke und strecke dich und öffne jetzt deine Augen.

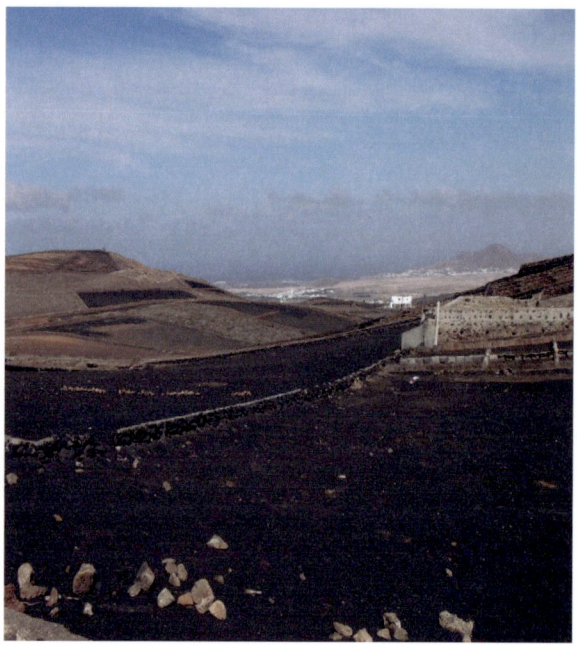

Laternenfest

Lege dich ganz entspannt auf deine Matte. Atme tief ein und aus und lass alle Spannung heraus .Schließe nun deine Augen. Deine Arme liegen neben deinem Körper und du spürst, wie sie schwer auf der Matte ruhen. Gib mit jedem Atemzug Gewicht an den Boden ab. Du bist ganz ruhig. Wohlige Wärme strömt über deinen ganzen Körper.

Stell dir nun vor, du kommst von einem langen Arbeitstag nach Hause. Du kochst dir eine leckere Tasse Tee und setzt dich damit in deinen Lieblingssessel ans Fenster. Draußen fängt es bereits an zu dämmern. **

Im Haus gegenüber siehst du viele brennende Kerzen. Das sieht wirklich sehr schön aus und du spürst wie dir das Licht der Kerzen gut tut. Es strahlt eine tiefe Ruhe aus. Eine Weile bleibst du so sitzen, schaust dem Flackern der Kerzen zu und genießt die friedliche Stimmung. **

Von weitem hörst du ein Geräusch. Es hört sich an wie die Hufe eines Pferdes. Jetzt hörst du auch das Singen von Kindern. Du schaust auf den Kalender und siehst das Datum 11.11. Es ist dir scheinbar entgangen, dass heute St. Martin ist. Du hast Lust ein wenig nach Draußen zu gehen. Die Nachbarn haben wie in jedem Jahr ihre Häuser dekoriert. Auf einigen Treppenstufen stehen leuchtende Kerzen. In den Fenstern hängen selbstgebastelte Laternen. Inzwischen ist es dunkel geworden. Alles ist ganz ruhig und friedlich. **

Langsam und entspannt schlenderst du die Straße entlang. Das Singen der Kinder kommt näher und erfüllt dich mit Freude. ** Jetzt siehst du auch St. Martin der auf seinem Pferd reitet. Das Pferd ist groß und sieht sehr majestätisch aus. Du schließt dich den Kindern an. Alle haben hübsche, mit viel Liebe gebastelte Laternen, die sie stolz vor sich hertragen. **

In der Luft liegt der Duft von Punsch und frischen Weckmännern. Noch eine Weile läufst du mit den Kindern**. Als sie an ihrem Schulhof ankommen bewunderst du das große, helle Feuer, dass wie in jedem Jahr in der Mitte brennt. Der Duft des Feuers zieht in deine Nase**. Zufrieden beschließt du nach Hause zu gehen. Friedliche Stille begleitet deinen Weg. Als du zu Hause eintriffst, zündest du viele Kerzen an, setzt dich in deinen Sessel und genießt die Ruhe und den Frieden, die dich erfüllen. **

Deine Traumreise geht nun zu Ende. Fühle nun wieder ganz bewusst deinen Körper. Den Boden auf dem du liegst, deinen Atem. Atme einige Male tief ein und aus recke und strecke dich und öffne langsam deine Augen.

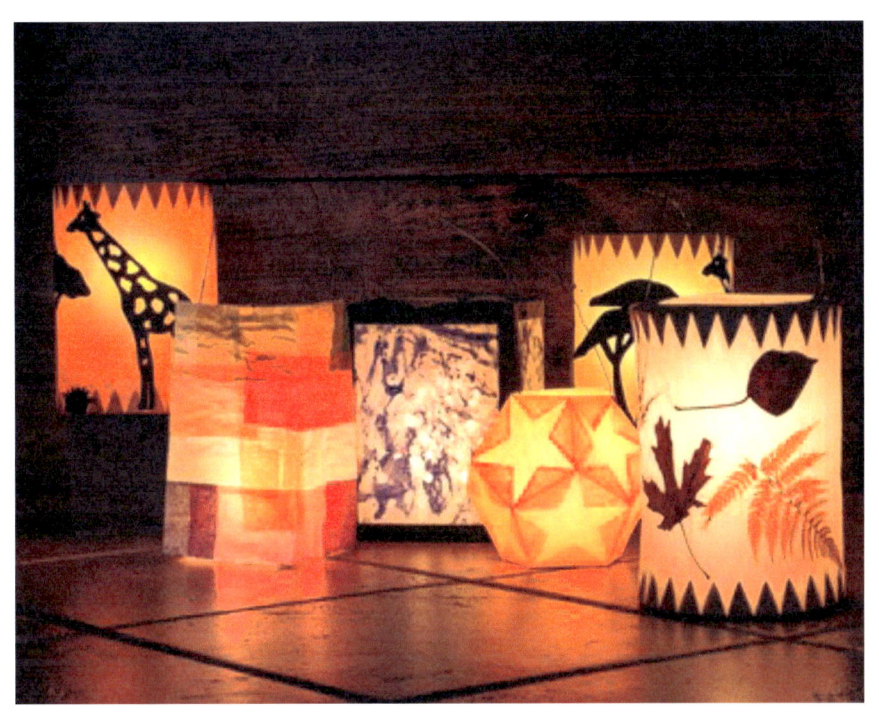

Ein freier Tag

Mach es dir auf deiner Unterlage bequem. Wenn du angenehm liegst, schließe nun deine Augen. Atme tief ein und aus. Mit jedem Atemzug merkst du, wie du ruhiger wirst und tiefer in deine Unterlage sinkst.

Stell dir nun vor, du hast einen ganzen Tag zur freien Verfügung. Alltagsstress, Termine und Autolärm lässt du hinter dir. Du bist in Gedanken an einem wunderschönen ruhigen Ort, umgeben von Wiesen und Feldern. Die Sonne strahlt von einem nahezu wolkenlosen Himmel. Ihre warmen Strahlen streicheln dein Gesicht. Die Luft ist klar und frisch. Du atmest tief ein und du bemerkst wie gut dir die frische Luft tut, wie sie sich in deinen Lungen ausbreitet. **

Du machst dich auf den Weg zu einem kleinen Spaziergang. Du läufst den Feldweg entlang. Rechts und links am Wegesrand wachsen Blumen, die in den schönsten Farben blühen. Du bleibst einen Augenblick stehen und nimmst die Vielfalt der Farben in dir auf. **

Langsam setzt du deinen Weg fort. Du genießt die wunderbare Stille. Nur der Gesang einiger Vögel ist zu hören, und hin und wieder hörst du das Zirpen einer Grille. Du spürst wie gut dir die Stille tut. Es scheint alles so friedlich. **

Nachdem du eine Weile gegangen bist führt dich dein Weg an eine Wiese, auf der Schafe weiden. Du schaust den Schafen zu, wie sie friedlich umher spazieren. Langsam öffnest du das Tor zur Weide und schließt es hinter dir. Ruhig läufst du über das Gras. Der Geruch der Schafe steigt dir in die Nase. Die Schafe sehen freundlich aus. Manche sind so zahm, dass du sie streicheln kannst. Ihre Wolle ist ganz weich und warm. **

Nun wird es Zeit, sich von den Schafen zu verabschieden. Du verlässt die Weide und setzt deinen Weg fort.

Nach einiger Zeit gelangst du an einen See und beschließt eine Pause zu machen. Du setzt dich ans Ufer und ziehst deine Schuhe aus. Du lässt deine Füße langsam in das Wasser gleiten. Das Wasser ist angenehm kühl und erfrischend. Du legst dich ins Gras und genießt die warmen Sonnenstrahlen während deine Füße im Wasser baumeln. Auch hier ist es so still, dass du dich vollkommen ruhig und entspannt fühlst. Bleibe noch eine Weile in diesem Gefühl von Ruhe und Frieden. **

Langsam wird es Zeit den Rückweg anzutreten. Du setzt dich auf, ziehst deine Schuhe an und machst dich auf den Weg. Noch einmal läufst du an den Schafen vorbei, den Feldweg entlang bis zu dem Ort an dem deine Reise begann. **

Fühle nun wieder ganz bewusst deinen Körper. Atme einige Male tief ein und aus. Bewege ein wenig deine Hände und Füße, recke und strecke dich und kehre erfrischt und erholt wieder ganz bei dir an. Öffne langsam deine Augen.

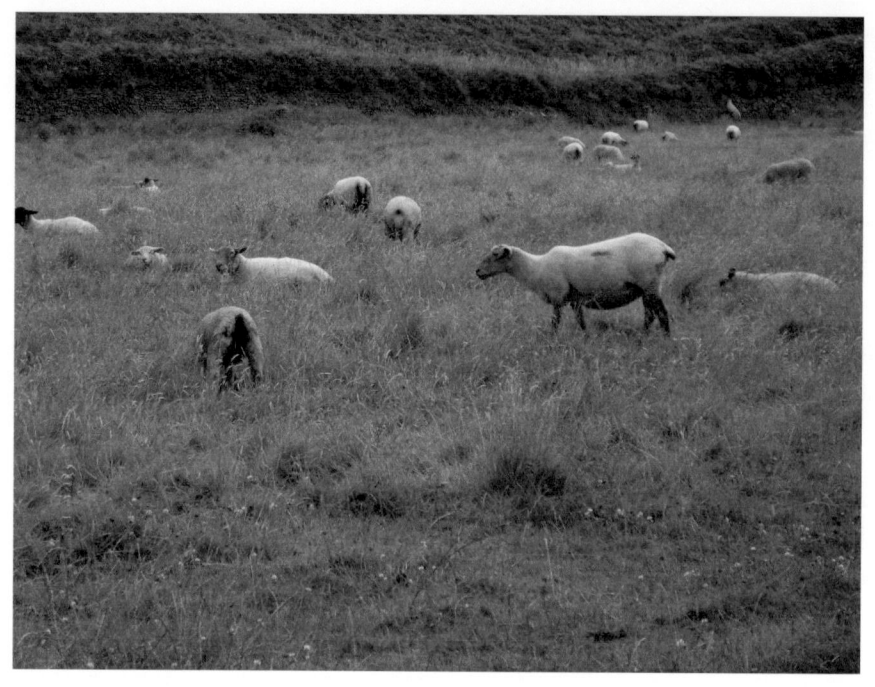

Der kleine Engel Alazar

Ich erzähle dir heute von einer Reise, die du mit Hilfe deiner Vorstellungskraft machen kannst. Du brauchst dazu kein Auto, keinen Bus oder Zug, auch kein Flugzeug. Das einzige was du brauchst ist deine Fantasie.

Es ist ganz wichtig leise zu sein. Du musst jetzt nicht mehr reden.

Lege dich jetzt bequem auf deine Matte. Versuche alle Gedanken zu vergessen und höre einfach zu.

Du atmest ruhig und gleichmäßig, auch dein Körper wird ruhig. Deine Arme und Beine liegen schwer auf der Matte. Du kannst dich nun ein wenig erholen vom vielen Laufen, Basteln, Singen, Turnen.

Du bist ganz ruhig und es geht dir gut. Wenn du magst, schließe nun deine Augen.

Stelle dir jetzt vor, du bist in einem großen wunderschönen Garten. Die Sonne scheint und ihre Strahlen wärmen dich. Du siehst eine Wiese auf der schöne bunte Blumen wachsen. Du läufst über diese Wiese und kommst zu einem Apfelbaum. Die Äpfel sind rot und sehen köstlich aus. Du reckst dich ein wenig und pflückst den schönsten Apfel und beißt genüsslich hinein. Mhm, er ist saftig und süß. Mit dem Apfel in der Hand läufst du weiter und entdeckst zwei Hasen die über die Wiese hoppeln. Du schaust ihnen eine Weile zu. **

Als du weiter gehst, siehst du vor dir auf dem Boden eine weiße wunderschöne Feder. Du hebst sie auf und bestaunst sie. Sie ist ganz weich. Langsam gehst du weiter. **

Da siehst du vor dir einen kleinen Engel. Er schwebt langsam auf dich zu. Du hast noch nie einen echten Engel gesehen. Sanft landet er vor dir und schaut dich mit großen Augen an. Leise sagt er ich heiße Alazar. Er fragt dich ob du ihm helfen kannst. Er hat beim Fangen spielen im Himmel eine Feder verloren und jetzt ist er ganz traurig. Du lächelst den kleinen Engel an, sagst ihm deinen Namen und zeigst ihm die Feder die du gefunden hast. **

Alazar strahlt dich an und erklärt dir wie wichtig diese Feder für ihn ist. Natürlich willst du dem kleinen Engel helfen und gibst ihm die Feder zurück. Überglücklich fragt er dich ob er dich einladen darf eine Runde mit ihm durch den Himmel zu schweben. Du freust dich sehr über diese Einladung und reichst Alazar deine Hand. Und schon geht es los. Langsam hebt ihr vom Boden ab und schwebt höher und höher. Hier oben ist es ganz still. Du siehst die Wolken und fühlst dich wohl und sicher. So schwebt ihr einige Zeit durch den blauen Himmel. **

Nun ist es an der Zeit zurück zu kehren. Ganz langsam schwebt ihr zurück zur Erde und landet sanft auf der Wiese. Hier verabschiedet sich Alazar von dir. Er bedankt sich bei dir, weil du ihm seine Feder wieder gegeben hast und wenn du mal wieder Lust hast mit ihm in den Himmel zu schweben brauchst du nur leise Alazar zu sagen. Darüber freust du dich sehr. Vorsichtig schwebt Alazar in den Himmel zurück. Du schaust ihm nach und winkst ihm zum Abschied. **

Deine Traumreise ist jetzt zu Ende. Recke und strecke dich ein bisschen. Atme einige Male tief ein und aus. Und öffne langsam deine Augen.

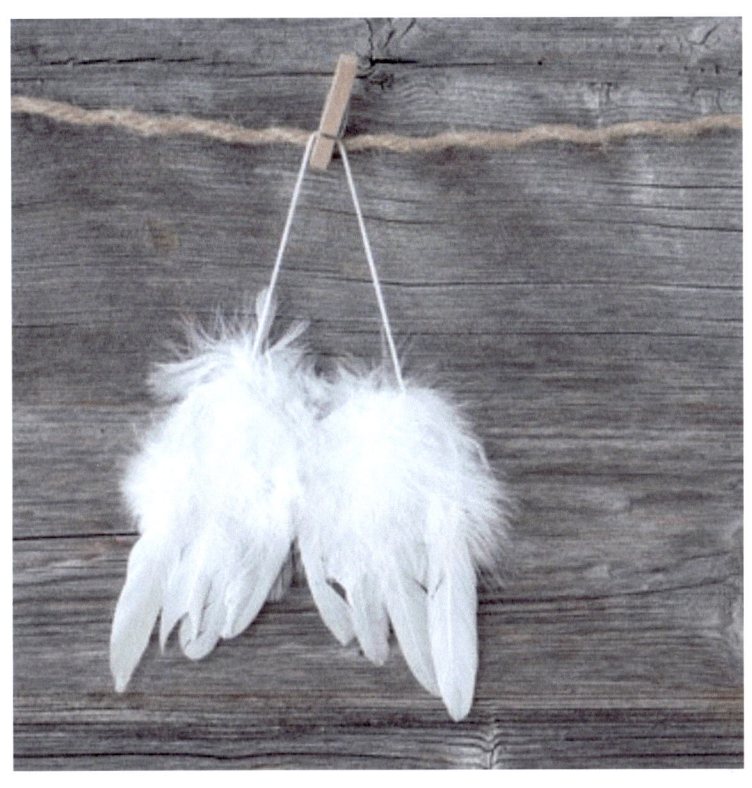

Bummelzug

Mach es dir auf deiner Unterlage bequem. Wenn du angenehm liegst, schließe nun deine Augen. Atme tief ein und aus. Mit jedem Atemzug sinkst du tiefer in deine Matte.

In Gedanken sitzt du in einem Bummelzug. Draußen ist es warm. Du hast die Zugfenster geöffnet und spürst eine leichte Brise. ** Die Sonne scheint warm und freundlich zu dir hinein. Du kannst ihre warmen Strahlen auf deinem Gesicht fühlen. **

Entspannt lehnst du dich zurück und schaust in den Himmel. Du beobachtest die Wolken, die wie Wattebäusche vorüberziehen. ** Das leise Rattern des Zuges macht dich ein wenig müde. Entspannt atmest du tief ein und aus. Du genießt die Ruhe, in der sich der Bummelzug vorwärts bewegt. **

Dein Blick fällt auf eine alte Burgruine die auf einem Felsvorsprung steht. Sie erinnert an frühere Zeiten, als sich die Welt noch langsamer drehte. **

Der Zug fährt an einem mittelalterlichen Dorf vorbei. Du hast genügend Zeit dir alles in Ruhe anzuschauen. Ein alter blauer Ochsenkarren steht an einer alten Steinmauer. **

Nach einer Weile siehst du einen Markt, auf dem Gewürze verkauft werden. ** Du riechst den herrlichen Duft der Gewürze, der durchs Fenster strömt. Wieder atmest du tief ein und aus. Du spürst wie du immer ruhiger und entspannter wirst. **

Jetzt fährt der Zug an einem kleinen Café vorbei. Am Tisch sitzen zwei ältere Frauen, die die Sonne genießen. Sie strahlen Ruhe und Zufriedenheit aus. **

Auf kargen Hügeln entdeckst du den ersten Lavendel. Bald schon tauchen die wunderschönen Lavendelfelder auf. Sie leuchten im hellen Schein der Sonne. Eine lilafarbene Landschaft liegt vor dir. **

Der Zug hält an, du steigst aus und läufst durch die duftenden Lavendelfelder. ** Nach einiger Zeit entdeckst du einen Liegestuhl, der dich einlädt ein wenig zu verweilen. Du machst es dir bequem und lässt die warmen Sonnenstrahlen auf deine Haut scheinen. Der beruhigende Duft des Lavendels hilft dir, dich noch tiefer zu entspannen. Du atmest ruhig und gleichmäßig. Du bleibst noch eine Weile in dem Gefühl aus Ruhe und Frieden. **

Langsam wird es Zeit den Rückweg anzutreten. Du schaust noch einmal auf die herrlichen Lavendelfelder und weißt dass du jederzeit die Möglichkeit hast hierher zurück zu kehren. **

Kehre langsam mit deiner Aufmerksamkeit wieder zurück in diesen Raum. Bewege ein wenig deine Hände und Füße, recke und strecke dich, spanne alle Muskeln an und lasse sie dann wieder los. Und wenn du dazu bereit bist dann öffne langsam deine Augen.

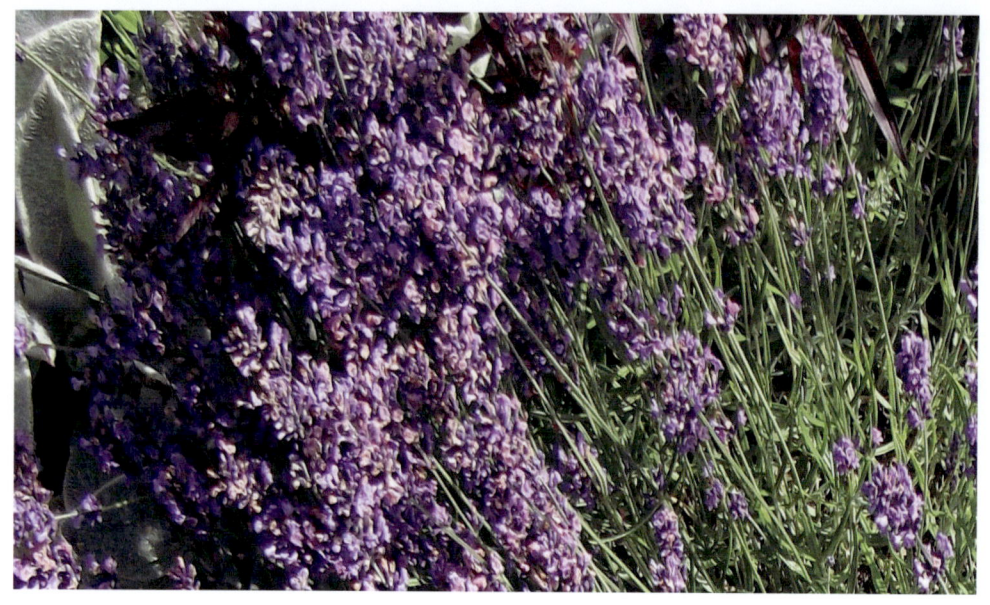

Winterspaziergang

Lege dich bequem auf deine Matte. Wenn du es dir gemütlich gemacht hast schließe nun deine Augen. Atme tief ein und aus. Mit jedem Atemzug spürst du wie du ruhiger wirst und wie dein Körper tiefer in die Matte sinkt.

Stell dir vor, es ist ein klarer kühler Wintertag. Die Sonne scheint hell vom Himmel und ihre Strahlen lassen den Schnee glitzern. ** Du hast Lust, ein wenig nach draußen zu gehen um die frische Winterluft zu genießen. Du ziehst deine warmen, mit Lammfell gefütterten Stiefel und deine dicke Daunenjacke an. In der Jacke fühlst du dich gut und sicher aufgehoben. Sie ist so dick und kuschelig fast wie ein Federbett. Jetzt noch den Schal und die Fellmütze und zum Schluss die Handschuhe. **

Nun kann es losgehen. Du öffnest die Tür und atmest erst einmal die angenehm frische Winterluft ein. Du schaust in den Himmel. Bleibst eine Weile stehen und genießt die Strahlen der Wintersonne auf deinem Gesicht. Trotz der Kälte sind die Sonnenstrahlen angenehm warm. **

Du machst dich auf den Weg. Der Schnee knirscht unter deinen Stiefeln. Sonst ist nichts zu hören. Es ist als wäre alles in Watte gehüllt. **

Die Stille gibt dir ein Gefühl von Ruhe und Frieden. **Die Bäume sehen wunderschön aus, als wären sie mit Puderzucker überzogen. ** Dein Weg führt dich an einen kleinen Tümpel. Eine leichte Eisschicht überzieht seine Oberfläche**. Du entdeckst einen kleinen Vogel, der über die dünne Eisschicht des Tümpels hüpft. Du schaust dem Vogel ein paar Minuten zu, dann gehst du weiter. **

Der Schnee lässt alles ganz anders aussehen. Auch die Bänke sind mit Schnee bedeckt. ** Ein Eichhörnchen läuft in einiger Entfernung den Weg entlang. Es ist sicherlich unterwegs um sein Versteck aufzusuchen, indem seine Vorräte sind um den langen Winter zu überstehen. Als du näher kommst, klettert es schnell auf den nächsten Baum. Es hat einen buschigen Schwanz und sein rot braunes Fell leuchte im hellen Licht der Sonne**.

Du fühlst dich wohl und erfrischt. Mit diesem Gefühl machst du dich auf den Heimweg. ** Noch einmal läufst du am Tümpel vorbei, langsam gehst du den Weg mit den wunderschönen, schneebedeckten Bäumen entlang. ** Du freust dich auf die gemütliche Wärme deines Kachelofens und auf eine leckere Tasse Tee. **

Es ist nun langsam an der Zeit zurück zu kommen. Lenke deine Aufmerksamkeit auf das Hier und Jetzt. Atme tief ein und aus. Balle deine Hände zu Fäusten, und lasse dann wieder los. Recke und strecke dich und komme wieder ganz in diesem Raum an.

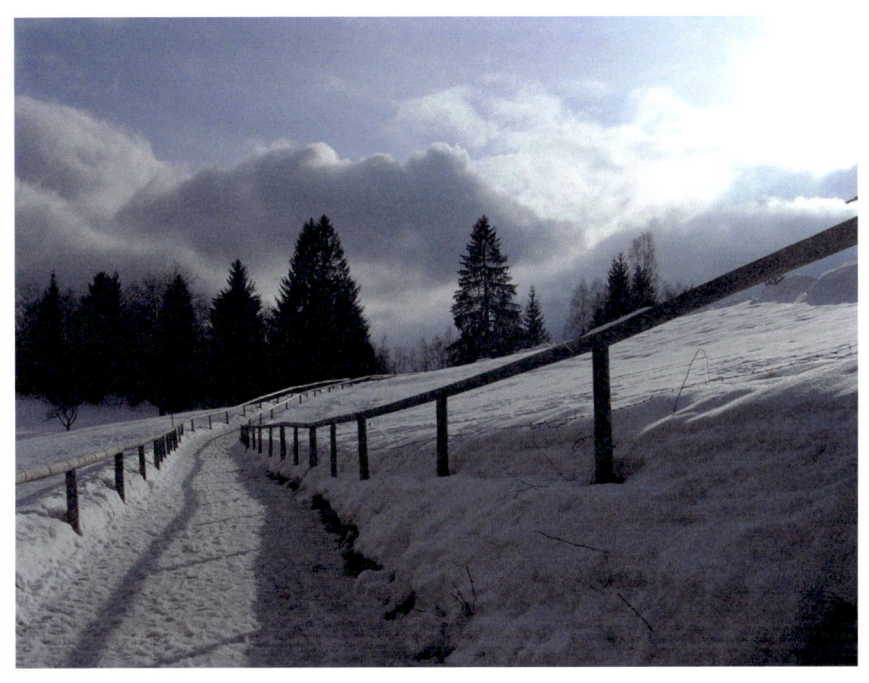

Drei Federn

Mach es dir auf deiner Decke bequem. Wenn du es dir gemütlich gemacht hast, du angenehm liegst, schließe nun, wenn du magst, deine Augen. Atme tief ein und aus. Mit jedem Atemzug spürst du, wie du ruhiger wirst. **

Stell dir vor, es ist ein trüber Wintertag. Du weißt nicht so recht was du heute machen sollst. Du sitzt in deinem Zimmer, schaust aus dem Fenster und siehst den Schneeflocken zu. ** Sie rieseln aus dicken, grauen Wolken und setzen sich leise auf die Erde. Draußen ist es ganz still. Es scheint als würde der Schnee alle Geräusche verschlucken. **

Du hast Lust, ein wenig nach draußen zu gehen. Du ziehst deine dicke Winterjacke und deine Stiefel an. Jetzt noch Schal, Mütze und Handschuhe und los geht es. Als du die Haustüre öffnest, fühlst du die kalte angenehm frische Winterluft. Eine große Schneeflocke setzt sich auf deine Nase. Du versuchst sie weg zu pusten. **

Du läufst die Straße entlang und kommst zu einem Park. Große Kastanienbäume stehen rechts und links am Weg. Sie wirken mächtig und stark und strahlen eine tiefe Ruhe aus. **

Nur das Knirschen des Schnees unter deinen Stiefeln ist zu hören. Immer wieder drehst du dich um und siehst deine Fußspuren im Schnee. ** Da kommt dir die Idee rückwärts zu laufen, so kannst du deine Spuren direkt sehen. So läufst du eine Weile. **

Plötzlich stolperst du über etwas. Als du dich umdrehst bemerkst du, dass du vom Weg abgekommen bist. Um dich herum sind viele, viele Bäume und Sträucher. Aber was ist das worüber du gestolpert bist? Du gehst in die

Hocke und fühlst über den schneebedeckten Boden. Du beginnst mit deinen Handschuhen den Schnee vom Boden weg zu fegen. Vor dir steht eine wunderschöne kleine Truhe. Auf ihrem Deckel sind viele bunte Glitzersteine. Als du versuchst die Truhe zu öffnen, bemerkst du das kleine Schloss. Du beschließt, die Truhe mit nach Hause zu nehmen. Du nimmst sie in beide Hände und bist überrascht wie leicht sie ist. **

Du machst dich auf den Rückweg. Zum Glück kannst du dich an deinen Fußspuren orientieren und hast so keine Schwierigkeiten den Weg nach Hause zu finden. **

Zu Hause angekommen gehst du in dein Zimmer. Die Truhe stellst du auf deinen Tisch. Neugierig untersuchst du sie von allen Seiten. **Plötzlich bemerkst du den kleinen Schlüssel, der am Boden der Truhe klebt. Du nimmst den Schlüssel, steckst ihn ins Schloss und drehst ihn nach rechts. Das Schloss springt auf. Gespannt hebst du den Deckel hoch. In der Truhe liegen drei wunderschöne bunte Federn und mit jeder dieser Federn hast du einen Wunsch frei. **

Überwältigt und glücklich legst du dich auf dein Bett und träumst ein wenig von den Dingen die du dir wünschst. **

Deine Traumreise ist jetzt zu Ende. Kehre mit deiner Aufmerksamkeit langsam wieder zurück in diesen Raum. Bewege ein wenig deine Finger und Zehen, recke und strecke dich. Atme tief ein und aus und öffne deine Augen.

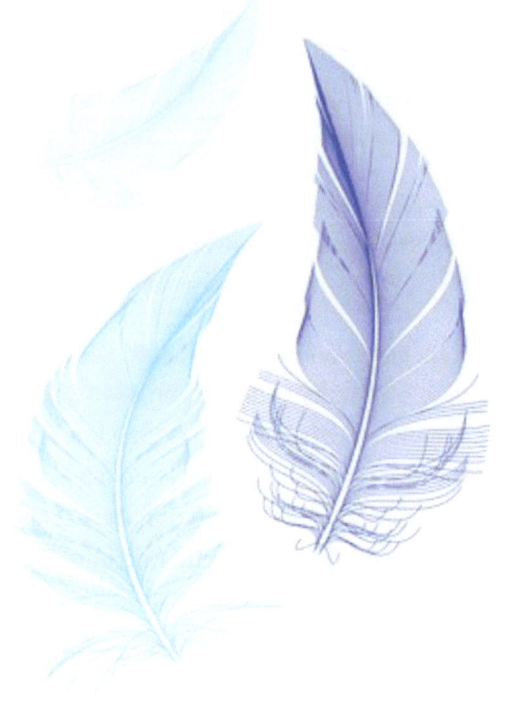

Ausritt am Stand

Lege dich ganz entspannt hin. Wenn du bequem liegst, atme tief ein und aus. Lass alle Spannung heraus. Alle Gedanken, Sorgen und Pläne darfst du jetzt los lassen. Sie ziehen vorbei wie Wolken am Himmel .Mit jedem Atemzug spürst du wie sich dein Körper immer mehr entspannt. Er ruht schwer auf der Unterlage. Du bist ganz ruhig.

Stell dir nun vor, du bist an einem kilometerlangen wunderschönen weißen Sandstrand. Die Sonne scheint warm vom Himmel. Ihre Strahlen streicheln sanft dein Gesicht. Es weht ein leichter frischer Wind. **

Während du am Strand entlang spazierst hörst du das leise Rauschen der Wellen. Sonst ist es ganz still. Du gehst hinunter ans Wasser. Es fühlt sich schön an, wenn eine Welle kommt, deine Füße umspielt und sich dann wieder zurückzieht. So läufst du eine Weile und genießt die Ruhe. **

Nach einiger Zeit setzt du dich in den warmen Sand .Du schaust dir die verschiedenen Muscheln an die mit jeder Welle angespült werden, und dann zurück ins Meer gezogen werden. Tief atmest du die salzige Meeresluft ein und aus. Es tut dir gut, einfach so da zu sitzen und aufs Meer zu schauen. **

Du lässt dich auf den Rücken in den Sand fallen und schaust in den blauen Himmel. Nur wenige Wolken sind zu sehen. Der Sand ist von der Sonne angenehm warm. Du siehst den Möwen zu, wie sie tief über das Wasser fliegen. **

Du stehst auf und schlenderst noch ein Stück weiter. In einiger Entfernung entdeckst du eine Koppel, auf der drei Pferde stehen. Langsam machst du dich auf den Weg zu ihnen. Die Pferde kommen so nah, dass du sie streicheln kannst. Ihre Nüstern sind ganz weich und du genießt es, sie zu streicheln. **

Vielleicht bist du früher häufiger geritten und vielleicht hat es hat dir immer viel Spaß gemacht. Du beschließt es einfach zu probieren. Eine Weile überlegst du, für welches der drei Pferde du dich entscheiden sollst. Lass dir einen Moment Zeit und schaue sie dir genau an. **

Jetzt öffnest du die Koppel, nimmst das Pferd deiner Wahl, schließt die Koppel hinter dir. Das Pferd steht ganz ruhig, so dass du problemlos aufsteigen kannst. Langsam bewegt sich das Pferd mit dir Richtung Strand. Du reitest den Strand entlang und das Wasser spritzt ein wenig von den Hufen des Pferdes. Kein Mensch ist zu sehen und so reitest du einige Zeit am Wasser entlang. **

Angenehm spürst du die Wärme und die Kraft des Pferdes. Der Wind weht dir durchs Haar. Du fühlst dich leicht und frei. **

Langsam färbt sich der Horizont und du reitest der untergehenden Sonne entgegen. Es ist ein wunderschönes Naturereignis und du genießt es in vollen Zügen. **

Es wird Zeit in Ruhe die Rückreise anzutreten. Du reitest zurück, bringst das Pferd auf die Koppel und verabschiedest dich. Du drehst dich noch einmal um und du weißt dass du jederzeit an diesen herrlichen Ort zurückkehren kannst. **

Voller Kraft und Ruhe kommst du wieder ganz bei dir an. Spüre bewusst deinen Körper auf der Unterlage. Atme einige Male tief ein und aus. Recke und strecke dich und öffne langsam deine Augen.

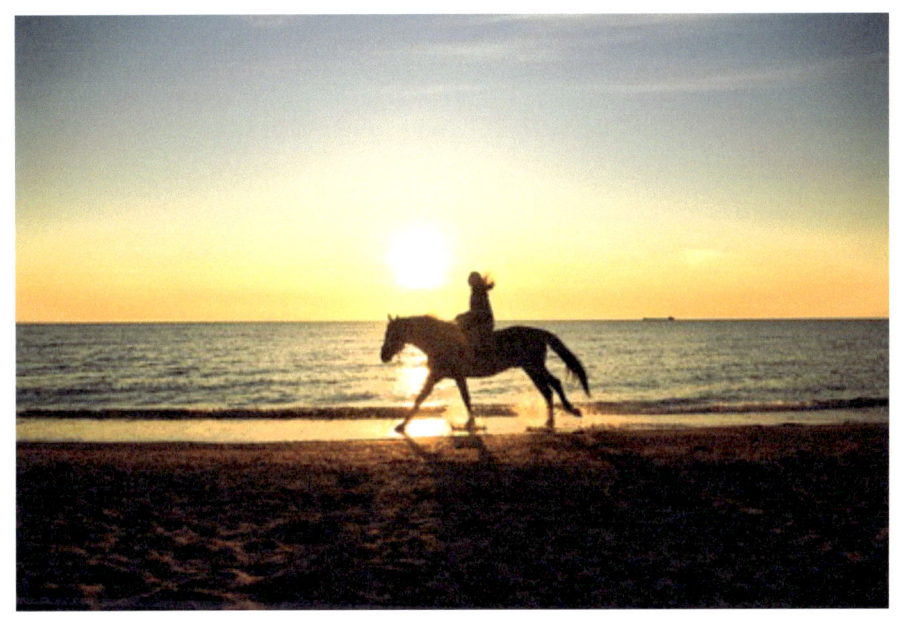

Plätzchen backen

Lege dich gemütlich auf deine Matte und beginne dich wohlzufühlen. Atme tief ein und aus, lass alle Spannung heraus. Wenn du magst, schließe deine Augen. Deine Arme liegen neben deinem Körper, und du spürst wie deine Arme schwer auf der Matte ruhen. Spüre, wie wohlige Wärme über deinen ganzen Körper strömt. Du spürst, wie sich dein Brustkorb hebt und senkt. Auf und ab in sanften Wellen.

Stelle dir nun vor du stehst in einem großen wunderschönen Park. Du schaust dich um und entdeckst ein atemberaubendes Schloss. Nimm dir Zeit und schaue es dir in Ruhe an. ** Jetzt trittst du durch das majestätische Tor und gelangst in eine wunderschöne Halle. ** Du gehst weiter, öffnest eine Tür und stehst in einer großen Küche. Die Küche hat große Fenster, aus denen du in den Schlossgarten schauen kannst. Du entdeckst einen wunderschönen Springbrunnen, der mit Delfinen verziert ist. Der Schlossgarten sieht richtig schön aus. Vielleicht hast du später Lust, ihn zu erkunden. **

Aber jetzt möchtest du erstmal Plätzchen backen. Es ist schon etwas Besonderes, in einer Schlossküche backen zu dürfen. **

Alle Zutaten, die du benötigst stehen schon bereit und daneben befindet sich eine große goldene Schüssel, in der du den Teig zubereiten darfst. Auf dem Tisch in der Ecke findest du das Rezept. Es ist ganz einfach. Du brauchst ein halbes Päckchen Butter, zwei Tassen Zucker, zwei Eier, vier Tassen Mehl und etwas Milch.

Du gibst die gelbe Butter in die Schüssel. Ihr feiner Duft steigt dir in die Nase**. Jetzt schüttest du den Zucker dazu und schlägst die beiden Eier in die Schüssel**. Du nimmst das Handrührgerät mit den Knethaken und knetest alles durch. Anschließend gibst du Mehl und Milch in die Schüssel, knetest nochmal alles durch. **

Jetzt streust du ein wenig Mehl auf die Arbeitsplatte, nimmst den fertigen Teig aus der Schüssel und knetest ihn mit deinen Händen durch. Der Teig fühlt sich ganz glatt an. Du nimmst das Nudelholz und beginnst den Teig auszurollen. ** Der Teig riecht so lecker, dass dir das Wasser im Mund zusammenläuft. Sicherlich ist es nicht so schlimm wenn du ein wenig probierst. Du reißt ein Stückchen ab und steckst es dir in den Mund. Der Teig ist köstlich. **

Eine Weile siehst du dir die verschiedenen Ausstechförmchen an und überlegst mit welchem Förmchen du beginnen möchtest. Die ausgestochenen Plätzchen legst du vorsichtig auf ein Backblech. Du schiebst das Backblech in den Backofen und schaltest ihn an. Die Plätzchen müssen fünfzehn Minuten im Ofen bleiben. **

Du schaust auf die Uhr. Die Zeit reicht aus um zum Springbrunnen zu gehen. Draußen ist es angenehm warm. Eine leichte Brise weht dir durch die Haare. Du läufst nur ein paar Schritte und schon bist du da. Du hältst deine Hände ins Wasser. Das Wasser ist angenehm erfrischend. Du spielst eine Weile mit dem Wasser. ** Als du auf die Uhr schaust bemerkst du dass es an der Zeit ist in die Küche zurück zu kehren. Du schaust in den Ofen. Die Plätzchen sind goldbraun, genau richtig. Sie duften köstlich. Mit den beiden Topflappen holst du das Blech heraus. Schade, die Plätzchen müssen erst abkühlen bevor du sie probieren kannst. Du hast richtig viel Glück, denn du musst die Küche nicht aufräumen. Vorsichtig nimmst du die Plätzchen vom Blech und legst sie in eine Dose. Aber eins probierst du jetzt doch, und es schmeckt genauso gut, wie es riecht. **

Deine Traumreise geht jetzt zu Ende. Fühle nun wieder ganz bewusst deinen Körper, den Boden auf dem du liegst. Atme einige Male ein und aus, recke und strecke dich ein wenig und komme wieder ganz in diesem Raum an. Öffne jetzt langsam deine Augen

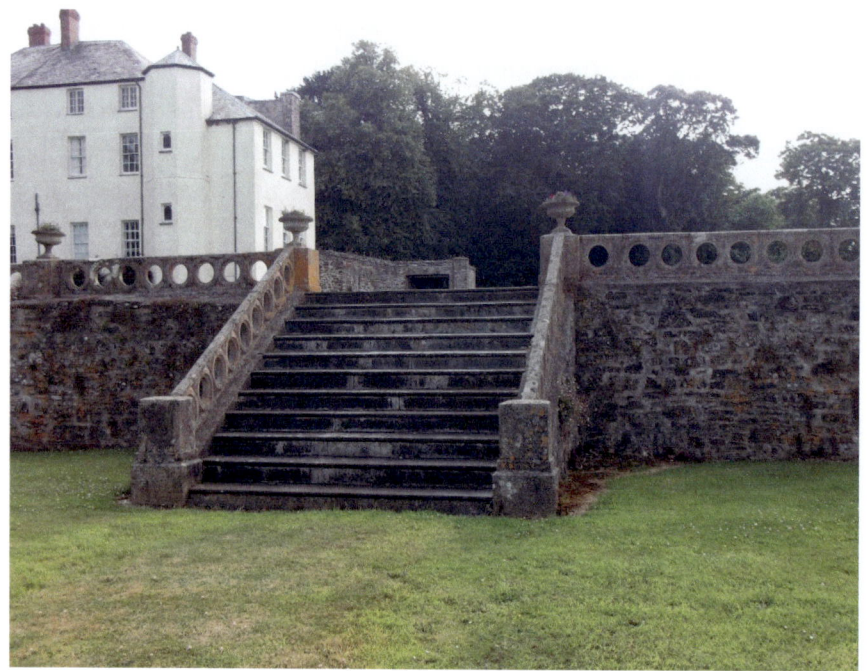

Waldspaziergang

Nachdem du es dir auf deiner Matte bequem gemacht hast, schließe deine Augen und beginne dich wohlzufühlen.

Lass in Gedanken deinen bisherigen Tag an dir vorbei ziehen. Wie war es in der Schule? Hast du in der Pause mit deinen Freunden gespielt? Oder hast du dich vielleicht gestritten? Hast du vielleicht eine Klassenarbeit geschrieben? **

All diese Gedanken lässt du nun an dir vorüber ziehen und lässt sie dann los. Spüre noch einmal ob du bequem auf deiner Matte liegst. Richte deine Aufmerksamkeit jetzt auf deinen Atem. Spüre wie sich dein Bauch beim Einatmen nach außen wölbt und beim Ausatmen ganz flach wird. Gehe nun mit deiner Aufmerksamkeit zu deinem rechten Bein. Spüre wie dein Bein schwer und ganz entspannt auf der Matte liegt. Gehe nun in Gedanken zu deinem linken Bein. Auch dein linkes Bein liegt schwer und entspannt auf der Matte. Konzentriere dich jetzt auf deinen rechten Arm und fühle wie er schwer und entspannt auf der Matte liegt. Auch dein linker Arm liegt schwer und entspannt auf der Matte. Deine Muskeln sind entspannt, und du fühlst dich wohl und entspannt. **

Ganz ruhig und entspannt stellst du dir jetzt vor, wie du langsam einen schmalen Waldweg entlang gehst. Du atmest die frische Waldluft tief ein. Sie riecht herrlich nach feuchter Erde. **

Die Sonne scheint durch die hohen Baumwipfel. Du fühlst wie sich ihre Strahlen angenehm warm auf deiner Haut anfühlen. **

Auf einem Ast entdeckst du einen kleinen Vogel. Du bleibst eine Weile stehen und beobachtest ihn, bis er davon fliegt. **

Langsam gehst du weiter. Du bleibst stehen weil du einen Stein in deinem Schuh bemerkst. Du ziehst den Schuh aus und heraus fällt ein weißer Kieselstein. Du ziehst deinen Schuh wieder an und kickst den Kiesel eine Weile vor dir her. **

Du kommst an eine Lichtung und du siehst vor dir eine grüne, saftige Wiese. Du hast Lust deine Schuhe und Strümpfe auszuziehen. Barfuß läufst du über die Wiese und fühlst das weiche Gras unter deinen Füßen. **

Am Ende der Wiese entdeckst du einen kleinen See, zu dem du hinüber schlenderst. Du setzt dich ans Ufer und lässt deine Füße ins Wasser gleiten. Das Wasser ist angenehm warm und trotzdem erfrischend. Du schaust auf das ruhige Wasser des Sees und genießt die Stille. **

Langsam wird es Zeit den Rückweg anzutreten. Du ziehst deine Strümpfe und Schuhe wieder an, gehst zurück über die Wiese und schlenderst den Waldweg entlang. Du blickst noch einmal zurück und weißt dass du jederzeit an diesen schönen Ort zurückkehren kannst.

Deine Traumreise ist nun zu Ende. Spüre bewusst deinen Atem. Atme tief ein und aus. Nimm deinen Körper wahr wie er auf der Matte liegt. Bewege ein wenig deine Hände und deine Füße. Recke und strecke dich und öffne langsam deine Augen.

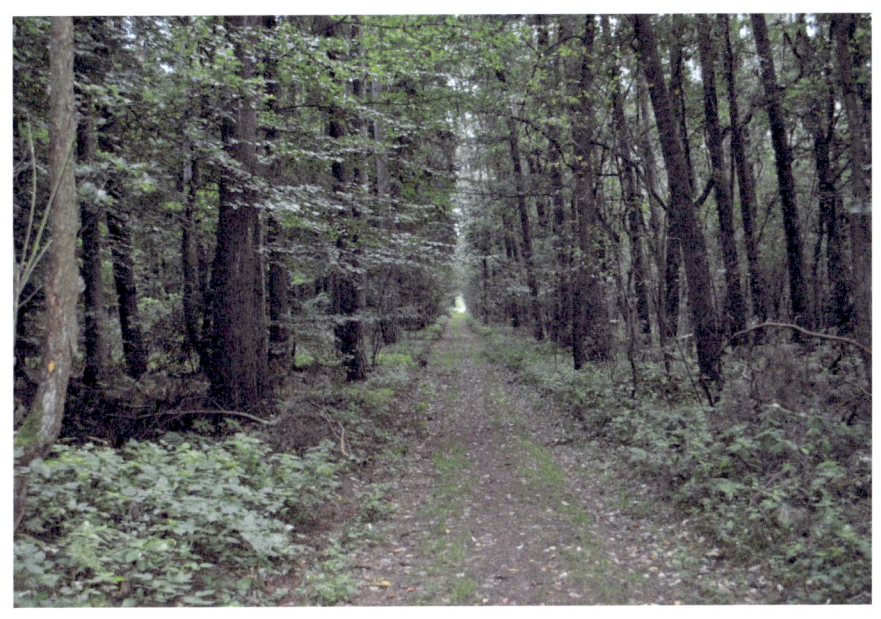

Über mich

Michaela Kirstein

Ich habe während meiner langjährigen beruflichen Tätigkeit als staatlich anerkannte Erzieherin, Entspannungspädagogin, Begabtenpädagogin, AD(H)S Beraterin und KliK- Expertin(Klang in Kindergruppen, Peter Hess) viele Jahre mit verhaltensauffälligen Grundschulkindern gearbeitet. Auch hier habe ich die Erfahrung gemacht das Traumreisen absolut hilfreich sind. Es fällt Kindern nach einer Traumreise wesentlich leichter sich zu konzentrieren. Sie sind ausgeglichener und ruhiger.

Seit einigen Jahren biete ich außerdem Kurse für Kinder und Erwachsene rund um das Thema Entspannung an.

Mehr Infos unter:

www.entspanntetraumstunden.de

info@entspanntetraumstunden.de

Herstellung und Verlag:
BoD - Books on Demand, Norderstedt
ISBN 978-3-7386-0711-6